TOP' fiches

CAP

Petite enfance

Sciences médico-sociales
Biologie
Nutrition-Alimentation
Technologie

Josiane BRIN
Geneviève CHILLIO
Aline COSTE
Chantal EYNAUD
Martine LOVERA
Annie MARTINEZ
Martine TICHIT
Marie-Odile RUA

Coordination :
Martine PASCAL

HACHETTE Éducation

Également parus pour les élèves de lycée professionnel

CAP

74	TOP'Fiches	Français	
75	TOP'Fiches	Anglais	
77	TOP'Fiches	Sciences Physiques	
78	TOP'Fiches	Vie sociale et professionnelle	

BEP

15	TOP'Exam	Français	
19	TOP'Exam	Histoire-Géographie	
16	TOP'Exam	Anglais	
63	TOP'Fiches	Vie sociale et professionnelle	
108	TOP'Exam	EP2 Sciences et Technologies	BEP Carrières Sanitaires et Sociales
17	TOP'Exos	Mathématiques	BEP Tertiaires
18	TOP'Exos	Mathématiques	BEP Industriels
95	TOP'Exam	Mathématiques	BEP Tertiaires
96	TOP'Exam	Mathématiques et Sciences Physiques	BEP Industriels
53	TOP'Exos	Sciences Physiques	BEP Industriels
20	TOP'Fiches	Économie-Droit	BEP Tertiaires
21	TOP'Fiches	Droit du travail	CAP/BEP/BAC PRO
54	TOP'Fiches	Activités commerciales et comptables	BEP Tertiaires
79	TOP'Fiches	Vente et action marchande	BEP VAM

Couverture
- conception : Laurent Carré
- réalisation : Graphir Design
Maquette : PAON
Réalisation : Soft Office

www.hachette-education.com
ISBN 2.01.18.0272.5

SOMMAIRE

PARTIE I

Sciences médico-sociales

Le nouveau règlement d'examen du CAP Petite Enfance comprend trois épreuves du domaine professionnel dans lesquelles les savoirs associés de Sciences médico-sociales, Biologie, Nutrition-Alimentation et Technologie sont évalués.

Afin d'aider le candidat à repérer les savoirs associés évalués lors de chaque épreuve ou unité, l'onglet vertical de chaque fiche précise l'unité concernée. Ainsi,

- **l'unité 1** correspond à l'épreuve EP1 Prise en charge de l'enfant à domicile ;
- **l'unité 2** correspond à l'épreuve EP2 Prise en charge de l'enfant en structures collectives ;
- **l'unité 3** correspond à l'épreuve EP3 Techniques de services à l'usager.

FICHE 1

LES FACTEURS DE DÉVELOPPEMENT DE L'ENFANT

1. LES FACTEURS QUI INFLUENCENT LE DÉVELOPPEMENT DE L'ENFANT

Ces facteurs sont l'alimentation, l'hygiène de vie, le capital génétique, l'activité hormonale, l'état de santé, les conditions socio-économiques de la famille, l'équilibre psychologique et affectif.

2. LES RYTHMES DE VIE DE L'ENFANT

2.1 Le sommeil

Le rythme biologique de base repose sur l'alternance de l'état de veille et de l'état de sommeil. Le nouveau-né a un biorythme* qui n'est pas organisé.

Durée et rythme du sommeil

Âge	Sommeil nocturne	Sommeil diurne	Durée totale
À la naissance			17 h à 20 h
À 1 mois	10 h	6 à 7 h	15 h à 17 h
À 6 mois	9-10 h	3 fois de 1 h 30 à 2 h	14 h environ
À 1 an	10 h	2 fois de 1 h 30 à 2 h	13 h environ
À 2 ans	10 h	Sieste de 1 h 30 à 2 h	12 h à 13 h
Entre 3 et 5 ans	10 h	Sieste de 1 h à 1 h 30	12 h environ
Entre 6 et 9 ans	11 h		11 h à 13 h

TOP'DÉFINITION

Biorythme ou rythme biologique : variation cyclique d'un phénomène biologique (physiologie, croissance…) dont la période s'ajuste sur celle de phénomènes externes.

2.2 La capacité d'attention

Dès l'âge de 3 ans, l'enfant parvient à se concentrer sur un objet ou une activité pour un laps de temps très court. Le temps nécessaire pour observer, découvrir, expérimenter, répéter est variable.

Le jeu est une activité « primordiale ». L'enfant entreprend des activités qui lui demandent un effort.
Scolarisé, il va acquérir la notion de temps, s'adapter à un nouveau rythme, se plier à des contraintes. Il apprend à écouter, à se concentrer, à retenir, à exécuter, à accepter les règles : l'enfant se socialise.
Exemples de jeux nécessitant l'attention de l'enfant : cache-cache, puzzle, jeux de construction...
L'enfant âgé de 3 ans peut soutenir son attention environ 10 à 15 minutes.
L'enfant âgé de plus de 7 ans peut soutenir son attention pendant une heure environ.
Les périodes pendant lesquelles il peut soutenir son attention se situent entre 9 h et 12 h et de 14 h à 16 h.
Exemples : École maternelle des Castors.
Laura, âgée de 3 ans, tient la maraca. Elle est très attentive, elle attend le signal d'Annie responsable de l'atelier musical de la classe des petits. L'activité dure environ ***5 minutes****.*
Dylan, âgé de 5 ans, sollicite l'institutrice et dépose fièrement sur le bureau la feuille complétée (le découpage et le collage d'éléments de différentes formes sont terminés). L'activité a duré ***15 minutes****.*

2.3 La résistance à la fatigue physique

Exemples : Sara, 4 ans, a été réveillée par sa petite sœur deux fois au cours de la nuit. Le lendemain, au cours de la promenade, elle pleure et refuse de marcher : l'enfant est fatiguée.
Pierre, 3 ans, court, joue au ballon est plein d'énergie. Sa mère indique qu'il dort bien la nuit : environ 11 heures.
Le sommeil lent est profond et réparateur, il permet la récupération de la fatigue physique.

TOP'PLUS

Le sommeil est fait de plusieurs cycles comprenant plusieurs stades dont le sommeil lent et le sommeil paradoxal.

FICHE 2

LES BESOINS AFFECTIFS, DE COMMUNICATION ET DE STIMULATION

L'enfant éprouve des besoins d'ordre relationnel, dont la satisfaction est essentielle à son développement. L'adulte référent (en général la mère) va répondre à ses besoins au cours des activités de la vie quotidienne.
Si ces besoins ne sont pas satisfaits, l'enfant souffrira de carences pouvant provoquer une régression des acquisitions ou des pathologies retentissant sur le développement somatique.

1. LE RÔLE DE L'ADULTE

1.1 Respecter le développement affectif

L'adulte référent devra être disponible, sécurisant par une attitude bienveillante et régulière dans ses attentes et ses limites.
Les autres adultes devront respecter une phase d'intégration, être en contact avec l'enfant en présence des parents.

Certaines périodes sont plus difficiles pour l'enfant.
À 8 mois, la séparation, même très courte, pourra être vécue comme un abandon avec des manifestations de détresse intense. À ce moment, il ne faudra ni modifier le mode de garde de l'enfant, ni lui imposer des changements de vie.

Exemple :
Sabrina, 8 mois, est gardée par une nourrice depuis l'âge de 2 mois. Depuis quelques jours, chaque matin elle hurle dès que sa mère la laisse, sa nourrice a le plus grand mal à la calmer et doit la garder aux bras longtemps.

1.2 Veiller à la sécurisation

Certains objets, tels que le « nounours », le foulard de la maman… sont des intermédiaires entre son propre corps et le monde. Ils ont un pouvoir de sécurisation lié à la mère : ce sont des **objets transitionnels**.

Exemple :
Nina, 11 mois, va à la crèche, elle est dans sa poussette. Elle demande son coussin-doudou qui l'aidera à affronter la séparation.

1.3 Veiller au besoin de communication

La sollicitation – La valorisation

L'adulte doit être attentif aux sollicitations et aux demandes de l'enfant.

Exemple :

À la crèche, il y a une dispute entre Lola, 18 mois, et Noah, 2 ans, à propos d'un camion convoité par les deux enfants. Lola pleure, l'auxiliaire explique à Noah qu'il joue depuis longtemps avec ce camion et qu'il doit le laisser à Lola. Noah y consent, il est félicité.

L'adulte doit le valoriser pour son attitude de « grand » et l'aider à agir selon des normes sociales.

La stimulation

Au cours des activités, il faudra saisir l'occasion de laisser à l'enfant la possibilité de s'exprimer, de progresser.

Exemple :

Pedro, 18 mois, agite un grelot pendant que le groupe chante, l'éducatrice le sollicite pour que le son de grelot corresponde au rythme de la chanson. Elle le félicite ensuite pour son accompagnement.

1.4 Conduite à tenir

Il faudra repérer les attitudes témoignant d'une difficulté relationnelle.

En cas de repli sur soi, pleurs, colère, l'adulte devra prendre en compte ces manifestations, en rechercher les causes telles que :

- avant 1 an : les changements d'environnement ;
- vers 18 mois : les frustrations liées aux interdits.

En cas de souffrance due à une séparation parents-enfants, l'adulte devra expliquer la situation en tenant compte de la possibilité de compréhension de l'enfant, favoriser l'expression du trouble, susciter un dialogue.

2. LE MILIEU SOCIOCULTUREL

Le milieu influence la manière de se comporter.

Les coutumes, les façons de vivre avec plusieurs générations, une fratrie importante modifient le comportement et les modes de communication.

Le milieu socioculturel peut être favorable ou pénalisant.

Exemples :

Famille chaleureuse où la communication est valorisée.

Famille contrainte de vivre dans un logement insalubre.

3. LES TROUBLES LIÉS À UN MANQUE DE STIMULATION, À UN MANQUE AFFECTIF

Fiche 16

Privé de stimulations, de relations affectives, l'enfant a une attitude passive, évite le contact physique et visuel, il reste couché, se balance d'avant en arrière, se tient tête baissée à l'écart. L'adulte devra apaiser, stimuler, protéger de l'agression, être attentif à des signes de maltraitance.

3.1 Comportement de l'adulte

Toutes les acquisitions doivent être accompagnées d'une attitude :
- positive : encourager les progrès ;
- valorisante : féliciter ;
- tolérante : pas de menace ni d'humiliation en cas « d'accident ».

L'adulte doit veiller à organiser un environnement adapté permettant à l'enfant d'être autonome :
Exemples : mobilier à la bonne taille, vêtements faciles à enlever…

4. LES ACTIVITÉS SPONTANÉES ET LES JEUX DANS LE DÉVELOPPEMENT

Dès la naissance, l'enfant a des activités spontanées liées à la manipulation, aux stimulations sensorielles, à la découverte de son environnement.

L'adulte doit être à l'écoute des besoins de l'enfant, lui aménager des espaces propices à l'activité, participer si l'enfant le souhaite.

Le jeu évolue en fonction de ses capacités sensorimotrices puis de son aptitude à établir des relations avec autrui.

Âge	Fonctions sollicitées	Jeux
0 à 6 mois	Développement sensoriel.	Mobile. Hochet. Boîtes à musique.
6 à 12 mois	Manipulations liées aux progrès de la préhension.	Jeux d'encastrement.
1 à 2 ans	Déplacement. Création.	Porteur. Peinture. Jouets musicaux.
2 à 3 ans	Motricité. Socialisation.	Toboggan. Tricycle.
3 à 5 ans	Socialisation. Imagination. Le jeu symbolique lui permettra de libérer des tensions, de revivre et de résoudre des situations difficiles.	Poupée. Figurine.

Le jeu se déroule selon différents niveaux de participation

– Jeu individuel : de 0 à 1 an – *Sofia, 10 mois, suce et mord un hochet sans faire attention aux enfants qui l'entourent.*

– Jeu « parallèle » : de 1 à 2 ans – *Ana et Ugo assis côte à côte remplissent des moules de sable, ils s'imitent sans collaborer.*

– Jeu collectif : de 3 à 5 ans – *Lila et Sam jouent à la marchande, Sam vend des légumes, Lila achète et range dans son panier. Ils intervertiront les rôles ensuite.*

FICHE 3

LE DÉVELOPPEMENT SENSORIEL

Dès la naissance, le nouveau-né possède des capacités sensorielles qui évolueront parallèlement à la motricité et aux stimulations de l'environnement.

1. LES CAPACITÉS SENSORIELLES DE L'ENFANT ET LEUR ÉVOLUTION

Capacités sensorielles	Évolution
La vision : Il est sensible à la lumière, mais ne distingue pas les objets.	À 1 mois, il suit des yeux puis de la tête un objet. Il fixe un visage présenté de face.
L'audition : Il perçoit des bruits, il est sensible aux stimulations sonores, aux bruits forts qu'il ne peut localiser.	À 2 mois, il identifie les voix familières. À 3 mois, il localise les bruits (tourne la tête vers la source sonore).
Le toucher : Il est sensible au tact et à la douleur.	Les instants forts sont liés au toucher, l'enfant connaît le monde par le toucher, il porte tout à la bouche.
L'odorat : Il est sensible à l'odeur maternelle.	Il reconnaît l'odeur du lait, de sa mère.
Le goût : Il réagit de façon positive aux saveurs sucrées, et de façon négative aux saveurs amères ou acides.	Le repérage des saveurs provoque une sécrétion salivaire pour les goûts familiers, un évitement et un refus de téter pour les saveurs nouvelles.

Ces capacités sont observables lorsqu'il n'y a aucune pathologie liée à une malformation, une maladie chronique ou infectieuse.

2. LES ANOMALIES DU DÉVELOPPEMENT SENSORIEL

Les anomalies sont dépistées dès les premiers jours notamment en ce qui concerne la vision et l'audition.

Toute déficience pourrait entraîner un retard dans le domaine relationnel, dans les apprentissages du langage.

Le premier dépistage se fait dès la naissance :

– par un test de réaction aux bruits, l'enfant sursaute et tourne sa tête en direction de la source sonore ;

– par un test oculaire, l'enfant fixe un point lumineux.

Les visites systématiques des premiers mois comportent une évaluation des capacités sensorielles.

L'intérêt du dépistage précoce est de permettre d'envisager les corrections possibles par :

- la rééducation visuelle ou auditive ;
- les traitements médicamenteux ou chirurgicaux ;
- l'appareillage.

LE DÉVELOPPEMENT MOTEUR

La maturation du système nerveux influence le développement moteur : posture, préhension, locomotion, latéralisation, contrôle des sphincters.

1. LA POSTURE

Le nouveau-né présente des réflexes archaïques, la tête est ballante.
Le nourrisson âgé de 3 mois en position horizontale, en appui sur les avant-bras, soulève la tête.
L'enfant de 6 à 8 mois tient la tête droite et tient assis.
De 12 à 15 mois, l'enfant tient debout et marche seul.

TOP'PLUS

La **posture** est la position du corps dans l'espace. C'est une activité consciente.

2. LA PRÉHENSION

C'est l'action de prendre, de saisir.

De la naissance à 2 mois : réflexe d'agrippement (dessin 1).
À 3-4 mois : saisie involontaire.
À 5-6 mois : saisie volontaire globale (de l'ensemble de la paume de la main).
À 7-8 mois : relâchement volontaire de l'objet, l'enfant désigne de l'index un objet.
À 12 mois : saisie fine d'un objet entre le pouce et l'index (dessin 2).
À 15-18 mois : l'enfant peut associer deux objets, relâcher un objet pour l'introduire précisément dans un autre (dessin 3).

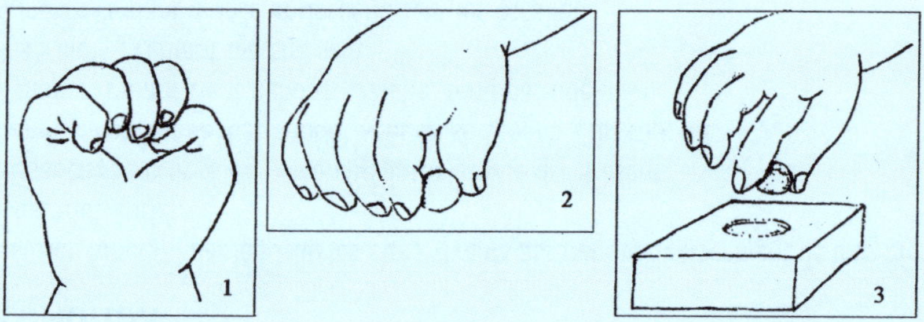

3. LA LOCOMOTION

C'est une fonction par laquelle les êtres vivants assurent le déplacement de leur organisme tout entier.
Naissance : le réflexe de la marche automatique est présent.
10 mois : l'enfant se met debout seul en se tenant à un support.
12 mois : l'enfant tient debout, marche, tenu par une main.
14-15 mois : l'enfant marche seul.
24 mois : l'enfant monte et descend seul les escaliers.
2, 3 ans : l'enfant saute à pieds joints.
À partir de 3 ans, l'enfant maîtrise parfaitement tous ses mouvements : il monte et descend l'escalier en alternant les pieds, il court et saute les obstacles.

4. LA LATÉRALISATION

C'est la spécialisation progressive, au cours de la petite enfance, de chacun des deux hémisphères du cerveau dans leurs fonctions respectives. La latéralité est la dominance fonctionnelle qui se manifeste.
Exemple : l'enfant saisit le crayon pour dessiner de la main droite, tape le pied droit dans le ballon.

5. LE CONTRÔLE DES SPHINCTERS

Le contrôle des **sphincters** est un acte volontaire. L'enfant est conscient du besoin de **miction** ou de **défécation**. Vers 3 ans, l'enfant contrôle ses sphincters et acquiert la propreté complète.
L'enfant âgé de 18 à 21 mois peut maîtriser le sphincter anal. Vers 2 ans il peut maîtriser le sphincter vésical.
La propreté est d'abord diurne puis progressivement nocturne.
Les facteurs nécessaires à l'acquisition de la propreté sont une maturation physiologique, intellectuelle et affective.
Les facteurs de régression peuvent être la naissance d'une petite sœur, la séparation des parents, le décès d'un proche, des réprimandes…

TOP'DÉFINITIONS

Sphincter : muscle annulaire qui ferme ou resserre un orifice ou un canal naturel.
Miction : action d'uriner.
Défécation : expulsion de matières fécales.

FICHE 5 LES MODES D'EXPRESSION ET DE COMMUNICATION – SCHÉMA CORPOREL – NOTIONS D'ESPACE ET DE TEMPS

1. LES MODES D'EXPRESSION

1.1 L'expression non verbale

Elle se traduit par :

– **les expressions corporelles** telles que l'agitation, la détente ;

– **les expressions du visage** telles que sourires, pleurs, gestes, postures, expressions faciales exprimant le refus ou l'acceptation.

1.2 L'expression verbale

Elle se manifeste par :

– **à 1 mois :** des vagissements (sons rauques et gutturaux) ;

– **à 2 à 3 mois :** des gazouillis (jeux vocaux) semblables dans tous les pays ;

– **de 5 à 8 mois :** des babillages, répétition d'un son considéré comme le premier mot. *Exemple : « pa-pa »* ;

– **à 1 an :** un mot-phrase associant à un mot un sens plus élaboré ;

– **à 2 ans :** pseudo-phrase où peu de mots expriment une situation.
Exemple : « Léo dodo » ;

– **à 3 ans :** une vraie phrase avec l'utilisation du verbe. *Exemple : « auto Léo cassée »* ;

– **à 4 ans :** le langage s'enrichit, le vocabulaire augmente, la forme grammaticale progresse.

1.3 L'expression écrite

L'enfant utilise des traces comme le complément de l'expression orale ; un renforcement du désir de communication est rendu possible par une meilleure maîtrise musculaire et une préhension fine.

– Trace : sous forme de gribouillage.

– Dessin : à 2 ans, ébauche d'un cercle, à 3 ans bonhomme–têtard,

à 4 ans détails anatomiques ou vestimentaires.

– Écriture et lecture : à 6 ans les notions de direction, de forme, de grandeur et la motricité fine permettront ces acquisitions.

2. LE SCHÉMA CORPOREL

Il est constitué par la perception du corps, de sa morphologie. L'appropriation du schéma corporel est indispensable à la construction de la personnalité :
- avant 6 mois, le nourrisson joue avec ses mains, ses pieds, il les découvre. Ses progrès moteurs tels que la station debout puis la marche vont enrichir ses découvertes ;
- à 18 mois, il identifie son reflet dans le miroir ;
- à 3 ans, il découvre la différence des sexes, apprend à reconnaître ses mouvements et à les reproduire au cours des jeux rythmés.

3. LA NOTION D'ESPACE

Les progrès du développement neurosensoriel permettent à l'enfant de capter, de transmettre, de transformer les informations sur la situation de son corps dans l'espace.
- à 6 mois : début de la prévalence latérale « gauche ou droite » ;
- à 18 mois : déplacement dans l'espace ;
- de 3 à 6 ans : acquisition progressive des notions de haut, bas, devant, derrière ;
- à 8 ans : maîtrise des notions de droite et gauche sur soi ;
- à 10 ans : droite et gauche identifiés sur les autres, puis à propos de la situation des objets les uns par rapport aux autres.

4. LA NOTION DE TEMPS

Avant 4 ans, les caractéristiques égocentriques de l'enfant entraînent une difficulté à imaginer ce qui a existé avant lui ou à anticiper les situations.

À 4 ans, il identifie un jour particulier. *Exemple : « le mercredi on va au Parc ».*

À 5 ans, il différencie « demain » et « hier ».

À 6 ans, il cite et situe les jours de la semaine.

À 8 ans, il identifie les mois, les saisons et situe le jour du mois.

Vers 10 ans, il saura estimer une durée en heures ou minutes.

FICHE 6

LE DÉVELOPPEMENT INTELLECTUEL

Le développement intellectuel de l'enfant de 0 à 12 ans se déroule selon des étapes caractérisées par l'organisation des actions mentales. Chaque étape définit un modèle de compétence où l'on peut observer des performances.

1. L'INTELLIGENCE SENSORIMOTRICE : DE 0 À 18 MOIS

L'enfant ne peut pas se représenter une action, il a besoin d'expériences, d'actions, de pratique.

- **De 0 à 8 mois**

L'enfant découvre les effets qu'entraînent ses actions involontaires, il essaie ensuite de les reproduire pour retrouver le résultat.
Exemple : Léo, 5 mois, donne des coups de pieds sur les montants du lit. Le bruit provoqué l'intéresse, il tentera de le reproduire en répétant l'action.

- **De 8 à 11 mois**

L'enfant expérimente la permanence de l'objet, il recherche un objet qui a disparu de sa vue. Il commence à comprendre que ce qu'il ne voit plus existe quand même.
Exemple : Léa, 9 mois, joue à « cache-cache » avec son frère qui se dissimule derrière un fauteuil, elle crie d'impatience lorsqu'il tarde à réapparaître.

- **De 11 à 18 mois**

L'enfant commence à coordonner ses pensées, il utilise des outils pour arriver à ses fins, il peut projeter des actions en vue d'un résultat.
Exemple : Zoé, 14 mois, apporte son manteau à sa mère, car elle a envie d'aller au jardin.

2. LA PENSÉE PRÉ-RATIONNELLE : DE 18 MOIS À 6 ANS

À partir de cette étape, il est important de mettre en relation l'intelligence et le langage. Les mots permettent d'intérioriser, de passer de l'action matérielle à l'action imaginée.

- **De 18 mois à 2 ans : l'intelligence symbolique**

L'enfant est capable d'images mentales basées sur des situations antérieures ou imaginaires. Il sait imiter une situation en dehors de la présence du modèle, il peut également au cours du jeu transformer une situation réellement vécue en fiction.
Exemples : Luc, 18 mois, comprend que son père va courir quand il le voit prendre ses chaussures de sport.

Sophie, 2 ans, met les lunettes de sa mère et tape sur le clavier de l'ordinateur.
Anna, 20 mois, coupe les cheveux de sa poupée à son retour de sa première séance chez le coiffeur. La séance a été difficile, sa maman a eu du mal à la calmer.

• De 3 ans à 6 ans : l'intelligence intuitive

L'enfant a des difficultés à raisonner sur des situations qui échappent à l'expérience. Il pose beaucoup de questions, veut comprendre comment fonctionne le monde. Il propose des explications qui échappent à la logique.
Exemples : le soleil est blanc car il brille le jour. Le vélo est méchant, il m'a fait tomber !

• De 7 à 10 ans : l'intelligence logique concrète

L'enfant va acquérir des notions de conservation, de classification, d'ordre, tout d'abord en organisant le réel à partir d'objets présents ou facilement identifiables. Cette progression ira de pair avec les acquisitions des apprentissages scolaires.
Exemple : deux galettes de pâte ont même poids et même forme, on aplatit une galette devant l'enfant. À 7 ans, il dira que la galette plate est plus grosse que la première, il lui faudra atteindre 9 ans pour qu'il dise que quantité et poids restent identiques.

LE COMPORTEMENT SOCIAL

Le comportement est la manière de se comporter, de se conduire, c'est un ensemble de réactions.

TOP'PLUS

La **socialisation** est un processus par lequel l'enfant intériorise les divers éléments de la culture environnante (valeurs, normes…) et s'intègre dans la vie sociale.

1. LA PERCEPTION DE LA FAMILLE PAR L'ENFANT

Simon, 4 mois, prend le sein : le regard de l'enfant croise celui de sa mère, il la fixe, son visage est serein. Simon a une relation fusionnelle avec sa mère : c'est la période de ***symbiose.***

Léa, 8 mois, touche le visage de sa mère en souriant. Sa mère accueille une voisine, soudain Léa hurle. L'enfant ***différencie*** *le visage de sa mère des autres personnes. C'est l'âge de la* ***crise d'angoisse.***

Pierre, 15 mois, marche seul et se rend dans sa chambre pour chercher un jouet. L'enfant ***explore*** *et* ***s'éloigne volontairement*** *de sa mère.*

Laura, 3 ans, joue avec Paul : « Je veux porter le bébé seule… » dit Laura en prenant la poupée : l'enfant dit : « je » et se situe comme ***sujet.*** *Le jeu des enfants est* ***coopératif :*** *il s'agit d'un* ***jeu symbolique.***

Lorsque le père s'occupe de l'enfant, l'enfant a les mêmes réactions vis-à-vis des deux parents. Il **s'identifie au parent du même sexe** et joue volontiers à « faire comme papa et maman ».

La réaction des parents dans « ce qui est permis » ou « refusé » participe à l'acceptation des règles par l'enfant.

2. LES RELATIONS AVEC LA FRATRIE

Anaïs, 20 mois, joue seule avec la pelle et le seau. Soudain elle se lève et prend le râteau de Pablo, 18 mois, qui hurle. Pablo s'est senti menacé.

C'est à partir de 2 ans et demi que les enfants sont capables de jouer ensemble.

Kévin, 3 ans, observe son frère Pierre, 5 ans, qui joue avec un camion. Kévin imite les gestes de son frère pour faire rouler la voiture. Quelques minutes après, Pierre, énervé, le repousse et lui conseille d'aller jouer ailleurs. Kévin sort de la pièce et va se plaindre à sa mère.

Pour Kévin, Pierre est un **modèle qu'il imite**. Les relations peuvent être **conflictuelles** : l'aîné a « des droits » auxquels le plus jeune ne peut prétendre.

3. LES PRATIQUES ÉDUCATIVES

La communication verbale et non verbale développée lors des activités contribue à la socialisation de l'enfant.

Exemple :

*Classe des grands : Faiza, Laura et 10 autres enfants participent au jeu collectif « poisson-filet » animé par Paule, l'institutrice. Marine, l'**ATSEM** intervient pour préciser à Laura, qui pleure, qu'elle a perdu et doit rejoindre le cercle.*

Fiche 17

L'école permet à l'enfant de rencontrer d'autres enfants, d'autres adultes. L'enfant apprend à respecter des règles lors des jeux, à découvrir le monde au cours des activités organisées.

Dans sa famille ou à l'extérieur de celle-ci, l'enfant peut subir des pratiques éducatives trop autoritaires ou trop libérales. L'enfant a besoin de repères pour se structurer : il doit comprendre les règles pour les accepter. Les adultes doivent être cohérents dans leurs attitudes.

TOP'DÉFINITION

ATSEM : Agent Territorial Spécialisé des Écoles Maternelles.

LES TROUBLES DE LA MOTRICITÉ, DU LANGAGE, DU SOMMEIL, DE L'ALIMENTATION, DU CONTRÔLE DES SPHINCTERS

Les différents troubles du développement de l'enfant nécessitent un dépistage précoce afin d'adopter la conduite qui permettra de les réduire ou de les stabiliser.

1. LES TROUBLES DE LA MOTRICITÉ

Si des raisons médicales telles que luxation, entorse, traumatisme sont éliminées, les troubles moteurs peuvent avoir une origine psychologique, ceux-ci se traduiront par :

- une motricité régressive, l'enfant se mettra à marcher à quatre pattes alors qu'il maîtrisait la marche ;
- une motricité de type anxieux, l'enfant voudra être porté alors qu'il se déplaçait de façon autonome.

La conduite à tenir est de rechercher le problème relationnel à l'origine de ces troubles.

2. LES TROUBLES DU LANGAGE

Les retards de langage peuvent être dûs à des pathologies neurologiques ou sensorielles. D'autres retards relatifs résultent :

- d'un manque de stimulation de la part des adultes qui éduquent l'enfant ;
- d'une peur de grandir qui se traduit par un langage puéril.

3. LES TROUBLES DU SOMMEIL

Des difficultés liées à la vie de l'enfant peuvent entraîner des troubles tels que des terreurs nocturnes, des difficultés d'endormissement. Il convient de repérer un problème d'ordre :

- physique (respiratoire ou digestif) ;
- psychique (peur, nervosité) ;

et de respecter le rythme du sommeil, les rites d'endormissement, la présence de l'objet transitionnel, les repères sécurisants.

4. LES TROUBLES DE L'ALIMENTATION

La conduite alimentaire n'est pas seulement un moyen de satisfaire la faim, c'est également pour l'enfant un mode de relation avec son entourage.
Les troubles se traduisent par un refus alimentaire, des régurgitations, une boulimie.
Ces troubles, lorsqu'ils n'ont pas une origine pathologique, pourront être atténués par :
- une adaptation de l'alimentation aux goûts et à l'âge de l'enfant ;
- un environnement calme où le repas ne devient pas un lieu de rapports de force ou de chantage affectif ;
- un climat propice à la communication et à l'autonomie.

5. LES TROUBLES DU CONTRÔLE DES SPHINCTERS

L'éducation des sphincters est une étape importante, qui nécessite une maturité neuromusculaire et affective.

Fiche 4

Les troubles ont souvent pour origine un apprentissage rigide et culpabilisant qui peut entraîner retard ou régression.
Les troubles se traduisent par une **énurésie** nocturne ou diurne, primaire ou secondaire, ou une **incontinence** des matières fécales : **encoprésie** chez l'enfant de moins de 4 ans.
Ces troubles pourront être évités par :
- un respect de l'évolution psychomotrice ;
- une stimulation du désir « d'être grand » ;
- l'emploi de vêtements faciles qui permettent à l'enfant d'être autonome.

6. LES ATTITUDES COMPORTEMENTALES ANORMALES

- Les spasmes du sanglot : entraîné par la colère, l'enfant crie, retient son souffle, se cyanose, perd connaissance pendant quelques secondes.
- La tétanisation : parfois à la suite d'une convulsion avec ou sans hyperthermie l'enfant se raidit, le corps en arc. Il faut mettre l'enfant en sécurité. Si la perte de conscience persiste, il convient d'appeler les secours et de mettre en œuvre les gestes de secours.

TOP'DÉFINITIONS

Encoprésie : défécation non-contrôlée la journée.
Énurésie : incontinence d'urine, le plus souvent nocturne.
Incontinence : absence du contrôle des sphincters vésical ou anal.

LES MALADIES INFECTIEUSES

La maladie est l'altération de la santé d'un être vivant.
Les maladies infectieuses sont dues à des agents infectieux (ou germes infectieux) : virus, bactéries, parasites.

1. LES DIFFÉRENTES PHASES DE L'ÉVOLUTION D'UNE MALADIE INFECTIEUSE

La phase d'incubation : c'est le laps de temps qui s'écoule entre le contact ou la pénétration de l'agent, période « silencieuse » ou peu symptomatique.
La phase d'invasion : c'est une période marquée par les premiers signes : fièvre, asthénie, vomissements, toux…
La phase d'état où la totalité des symptômes s'exprime est caractérisée par les signes spécifiques : éruptions cutanées (*exemple : la varicelle*).
La phase de convalescence est marquée par une régression des principaux symptômes qui aboutit à la guérison.

TOP'PLUS

Pendant l'évolution d'une maladie infectieuse, la contagiosité est possible, parfois dès la phase d'incubation.

2. LES PRINCIPALES MALADIES CONTAGIEUSES DE L'ENFANT ET LES GERMES RESPONSABLES

Les maladies infectieuses citées ont les caractéristiques suivantes :
- **la rubéole :** éruptive, contagieuse due à un virus à ARN ;
- **la rougeole :** éruptive, contagieuse due au virus morbilleux ;
- **la varicelle :** éruptive, contagieuse due à un virus à ADN de la famille des herpès ;
- **la scarlatine :** éruptive, contagieuse due à une bactérie : le streptocoque du groupe A ;
- **les oreillons :** maladie infectieuse aiguë extrêmement contagieuse due à un virus (myxovirus) ;
- **la coqueluche :** maladie infectieuse due à une bactérie : le bacille de Bordet-Gengou.

3. LES MANIFESTATIONS, LA CONDUITE À TENIR ET LES MOYENS DE PRÉVENTION

La maladie	Les manifestations	La conduite à tenir et les moyens de prévention
Rubéole (incubation : 15 jours environ)	Incubation silencieuse (sans signe apparent). Période d'invasion : **fièvre légère** et gonflement des ganglions du cou, **éruption cutanée** maculopapuleuse : petites taches rosées surélevées. L'éruption débute à la face et s'étend sur tout le corps. L'éruption s'associe parfois à une légère angine. Ces signes disparaissent au bout du 3e jour.	Paracétamol en cas de fièvre. Prévention : vaccination
Rougeole (incubation : 10 jours environ)	La maladie se déclenche brutalement par une **fièvre élevée**, une rhinite, une **conjonctivite et une toux.** Le visage est bouffi, l'intérieur de la **bouche** est recouvert de **points blanchâtres. L'éruption** de macules rouges sur la face s'étend sur tout le corps. La fièvre et l'éruption régressent en moins d'une semaine. La toux peut persister deux semaines. Complications : surinfections respiratoires, neurologiques (encéphalites).	Repos, médicaments diminuant la fièvre (antipyrétiques) et calmant la toux, désinfection des voies respiratoires. Éviction scolaire préconisée pendant la durée de la maladie. Prévention : vaccination
Varicelle (incubation : 14 jours environ)	La maladie se caractérise par une **éruption cutanée** typique souvent précédée d'une **fièvre peu élevée** (38 °C) et d'une rougeur passagère de la peau. L'éruption débute sur le thorax et s'étend à tout le corps. L'éruption se caractérise par les **macules**, puis des **vésicules** et enfin des **croûtes**. L'éruption est accompagnée de fortes **démangeaisons**.	Le traitement doit être rapidement mis en place : applications locales d'antiseptiques afin d'éviter les surinfections. Les démangeaisons, si elles sont intenses, peuvent être atténuées par un antihistaminique. Repos, médicaments diminuant la fièvre (antipyrétiques). Prévention : isolement, éviction scolaire de l'enfant jusqu'à la guérison.

La maladie	Les manifestations	La conduite à tenir et les moyens de prévention
Oreillons (incubation : de 17 à 21 jours)	L'incubation est suivie d'une **fièvre modérée** et de maux d'oreilles pendant 2 à 3 jours. Il y a une **inflammation des glandes parotides** d'un côté puis des deux côtés. Les signes sont la douleur à la mastication, la gorge rouge et les maux de tête. La maladie régresse en une dizaine de jours. Complications : – inflammation du pancréas ; – inflammation des testicules (orchite)	Repos, médicaments diminuant la fièvre (antipyrétiques). Éviction scolaire préconisée durant une quinzaine de jours. Prévention : vaccination.

4. LE CALENDRIER DES VACCINATIONS OBLIGATOIRES ET DES VACCINATIONS CONSEILLÉES

TOP'PLUS

Les vaccinations contre la diphtérie, le tétanos et la poliomyélite sont obligatoires avant l'âge de 18 mois. Le vaccin contre la tuberculose (BCG) doit être pratiqué dès l'entrée en collectivité et au plus tard avant 6 ans.

Âge	Maladies et vaccinations
Dès le 1er mois	**Tuberculose (BCG obligatoire pour l'entrée en collectivité)**
À partir de 2 mois	**Diphtérie, tétanos, coqueluche, poliomyélite, haemophilus-influenzae b** 3 injections à un mois d'intervalle. **Hépatite B** 2 injections à un mois d'intervalle, la 3e six mois après la 1re
À partir de 12 mois	**Rougeole, oreillons, rubéole** 1re dose **Hépatite B** 3e injection
De 16 à 18 mois	**Diphtérie, tétanos, coqueluche, poliomyélite, haemophilus-influenzae b** 1er rappel

Âge	Maladies et vaccinations
Entre 3 et 6 ans	**Rougeole, oreillons, rubéole** 2e dose
Avant 6 ans	**Tuberculose (BCG)** Pour les enfants n'ayant pas été encore vaccinés
6 ans	**Diphtérie, tétanos, poliomyélite** 2e rappel **Rougeole, oreillons, rubéole** Vaccin de rattrapage pour les enfants n'en ayant pas encore bénéficié
De 11 à 13 ans	**Diphtérie, tétanos, poliomyélite** 3e rappel **Coqueluche** 2e rappel **Rougeole, oreillons, rubéole** Vaccin de rattrapage pour les enfants n'en ayant pas encore bénéficié **Rattrapage Hépatite B** Épreuve tuberculinique.
De 16 à 18 ans	**Diphtérie, tétanos, poliomyélite** 4e rappel. **Rubéole** Pour les jeunes femmes non vaccinées

TOP'DÉFINITION

Asthénie : état de faiblesse, manque de force.

FICHE 10 LES AFFECTIONS DE LA PEAU ET DES MUQUEUSES – LES PARASITOSES

1. LES SIGNES CUTANÉS

Les affections de la peau ou dermatoses sont souvent caractérisées par des rougeurs, des irritations, des suintements ou des éruptions qui s'observent à tous les stades de la maladie.

2. LES AFFECTIONS DE LA PEAU ET DES MUQUEUSES

Affections et localisation	Signes cutanés	Facteurs d'aggravation	Prévention
ÉRYTHÈME Affection bénigne, fréquente, touchant le siège de l'enfant.	Irritation locale. Plaques rouges, suintantes et douloureuses.	Diarrhée. Produits d'hygiène inadaptés. Manque d'hygiène.	Change fréquent. Rinçage et séchage minutieux. Toilette au savon de Marseille.
ECZÉMA Dermatose du visage et plis cutanés, démangeaisons.	Plaques rouges avec des vésicules. Croûtes. Desquamation.	Terrain familial. Allergie.	Détection de l'allergène. Hydratation de la peau avec une crème émolliente.
IMPÉTIGO Dermatose au visage et au cou, bactérienne et contagieuse.	Plaques. Vésicules. Érosions. Croûtes.	Bactérie très contagieuse. Le malade peut s'auto-contaminer.	Toilette soignée. Rinçage et séchage minutieux. Isolement.
MUGUET Dermatose de la cavité buccale due au « candida albicans ».	Plaques rouges avec points blancs qui gênent la déglutition.	Défenses immunitaires affaiblies par d'autres pathologies.	Lavage, rinçage et séchage minutieux des mains. Désinfection des objets portés à la bouche.

3. LES PARASITOSES

Les parasitoses sont des maladies entraînées par un parasite qui puise les substances qui lui sont nécessaires dans l'organisme d'un autre.

Parasitose	Parasite	Manifestation	Prévention
Fiche 22 **GALE** Parasitose cutanée.	**Acarien** Le sarcopte de la gale.	Galerie sous-cutanées creusées par la femelle. Démangeaisons.	Lavage, rinçage et séchage minutieux de la peau, changement fréquent des vêtements et de la literie.
PÉDICULOSE Parasitose du cuir chevelu.	**Le pou** : parasite mobile. La lente ou œuf est fixé au cheveu.	Démangeaisons. Lésions de grattage.	Désinfection des peignes, bonnets, etc. Ongles courts. Surveillance des têtes.
Fiche 41 **OXYUROSE** Parasitose digestive.	**L'oxyure :** Petit vers rond qui vit dans l'intestin.	Démangeaisons nocturnes. Selles molles. Douleur abdominale. Lésions de grattage.	Lavage des mains après le passage aux toilettes. Ongles courts. Surveillance familiale.

FICHE 11

LES TROUBLES DIGESTIFS – LES TROUBLES DE L'ÉQUILIBRE THERMIQUE

1. LES VOMISSEMENTS ET LA DIARRHÉE

Les vomissements et la diarrhée peuvent causer une déshydratation.

Fiche 34

Les signes de déshydratation sont les suivants : irritabilité, perte d'appétit, perte de poids, diminution du besoin d'uriner, sécheresse de la bouche, soif, yeux creux dans les orbites, pleurs sans larmes, peau moins souple.

Fiche 39

La conduite à tenir
Il est indispensable de consulter le médecin si le malaise persiste et lorsque l'enfant a de la fièvre. Si l'enfant a eu plusieurs vomissements ou des selles diarrhéiques, il convient de donner à boire suffisamment pour remplacer les liquides perdus, de supprimer le lait et d'adapter l'alimentation de l'enfant.

2. LA CONSTIPATION DU NOURRISSON, DU BÉBÉ ET DU JEUNE ENFANT

La constipation est la difficulté à évacuer les matières fécales. La constipation des bébés est plus fréquente lorsque l'enfant est nourri au biberon. Si les selles sont trop dures et rares, il faut consulter un médecin.

Chez l'enfant de plus de 2 ans, ce sont de mauvaises habitudes alimentaires qui sont en cause : peu de légumes crus et cuits, pas assez de fruits frais et de yaourts… La constipation est parfois favorisée par certains facteurs psychologiques : un apprentissage trop précoce de la propreté ou une attitude d'opposition.

La conduite à tenir
Il convient d'adapter le régime alimentaire aux besoins de l'enfant, de consulter le médecin si l'enfant a de la fièvre, des douleurs abdominales.

3. LES TROUBLES DE L'ÉQUILIBRE THERMIQUE DE L'ENFANT

3.1 L'hyperthermie

C'est une élévation de la température du corps au-dessus de la valeur normale : 37,5 °C.

Les complications peuvent être : la **déshydratation** de l'enfant, les **convulsions** fébriles qui surviennent lors de l'ascension thermique, le syndrome **d'hyperthermie majeure**.

La conduite à tenir

À partir d'une température de 38,5 °C : l'administration d'antipyrétiques (médicaments contre la fièvre) est nécessaire. Il convient de faire boire l'enfant, de lutter contre le réchauffement : déshabiller l'enfant, maintenir une température ambiante entre 18 °C et 20 °C et consulter le médecin.

TOP'DÉFINITIONS

Convulsions : ce sont des contractions brusques et involontaires des muscles, survenant par crise, secousses, mouvements saccadés des membres, du visage et des yeux, accompagnées d'une perte de conscience.

Le **syndrome d'hyperthermie majeure :** il s'observe chez l'enfant de moins de 2 ans lorsque la température est supérieure à 40 °C. Une hyperthermie grave s'accompagne de troubles cardiovasculaires, respiratoires, neurologiques et métaboliques.

3.2 L'hypothermie

C'est un abaissement de la température du corps en dessous de 35 °C qui peut survenir lors d'une infection ou succéder à l'hyperthermie.

La conduite à tenir

Il convient de réchauffer en couvrant et en donnant des boissons chaudes, et de consulter le médecin si l'hypothermie persiste.

FICHE 12

LES MALADIES CHRONIQUES ET LES HANDICAPS DE L'ENFANT

Le handicap est **une déficience** ou incapacité mentale, physique ou sensorielle, partielle ou totale, temporaire ou définitive, causée par une altération des structures ou fonctions psychologiques, physiologiques ou anatomiques et constituant un désavantage social.

1. DÉFINITIONS ET INDICATION DE QUELQUES EXEMPLES DE MALADIES CHRONIQUES ET HANDICAPS DE L'ENFANT

1.1 La mucoviscidose

C'est une **maladie héréditaire** caractérisée par une viscosité anormale du mucus que sécrètent les glandes intestinales, pancréatiques et bronchiques.

1.2 La trisomie 21

C'est une aberration chromosomique (existence d'un chromosome surnuméraire qui s'ajoute à la 21e paire chromosomique) se traduisant par un handicap mental, une déficience intellectuelle et un aspect physique caractéristique.

TOP'DÉFINITION

Maladies héréditaires : les maladies héréditaires sont dues à la mutation d'un gène, c'est-à-dire à l'altération de l'information qu'il porte, transmis par les parents à leur descendance.

1.3 Le handicap moteur

Il correspond à une atteinte de l'appareil locomoteur qui peut être plus ou moins sévère.

Exemple : la myopathie est une anomalie du fonctionnement neuromusculaire.

1.4 Le handicap sensoriel

Ce peut être une déficience visuelle (cécité), une déficience auditive (surdité). Ces handicaps peuvent être congénitaux ou acquis (maladie infectieuse ou traumatisme).

2. LES RÉACTIONS DES ENFANTS, DES PARENTS FACE À LA MALADIE, À L'HOSPITALISATION

2.1 Les réactions des enfants

Ce sont la peur, la tristesse, l'anxiété, la colère, l'agressivité. Certains enfants ne se plaignent pas, n'expriment pas leurs émotions.

Exemple : Samuel (3 ans) est hospitalisé : fièvre élevée, problèmes respiratoires.

Au début, l'enfant était grognon, inquiet. Il ressentait la peur de l'inconnu, se sentait abandonné, pleurait souvent. Au cours de la deuxième semaine, il ne pleurait plus, mais présentait des signes de tristesse, ne réagissait pas à l'arrivée de ses parents. Durant la troisième semaine, il ne s'intéressait plus à rien, n'avait pas de réactions au départ de sa mère. Il manifestait des signes de régression.

2.2 Les réactions des parents

Les parents peuvent être très angoissés, inquiets, surprotecteurs, se sentir culpabilisés : ils ont le sentiment de n'être pas de « bons » parents, se sentent responsables de la maladie.

3. LES RÉACTIONS DE L'ENFANT, DES PARENTS, DE LA SOCIÉTÉ FACE AU HANDICAP

3.1 Les réactions de l'enfant handicapé

Les réactions sont différentes selon le type de handicap, cependant l'enfant perçoit « sa différence », et peut ressentir de la frustration. Il peut manifester de l'inquiétude, de la passivité, des comportements régressifs, manifester des besoins affectifs importants.

3.2 Les réactions des parents de l'enfant handicapé

Les réactions des parents les plus fréquentes sont : la culpabilité, la surprotection, le repli et parfois le rejet. Les parents pensent être responsables du handicap de leur enfant, ne voient plus leurs amis, ils sont inquiets pour l'avenir de l'enfant, ils ont peur du regard des autres.

3.3 Les réactions de la société

La loi d'orientation en faveur des personnes handicapées du 30 juin 1975 précise : « La prévention et le dépistage des handicaps, les soins, **l'éducation**, la formation professionnelle, l'emploi, la garantie d'un minimum de ressources, **l'intégration sociale** et **l'accès aux sports et aux loisirs du mineur** et de l'adulte handicapé physique, sensoriel, mental constituent une obligation nationale ». La loi du 11 février 2005 affirme l'égalité des droits et des chances, la participation et la citoyenneté des personnes handicapées.

Les réactions sont multiples : le malaise des personnes gênées à la vue de l'enfant, la peur, la crainte de l'inconnu, l'incompréhension du handicap.

4. LES BESOINS DE L'ENFANT HANDICAPÉ, LES FACTEURS DE SÉCURISATION

L'enfant handicapé a les mêmes besoins que les autres enfants. L'adulte adapte les réponses et ses comportements en fonction du handicap.

Exemple : pour l'enfant déficient visuel, il est nécessaire de le prévenir de sa présence, de lui décrire ce qu'il touche.

5. LES FACTEURS FAVORISANT L'INTÉGRATION DE L'ENFANT HANDICAPÉ DANS SON MILIEU DE VIE ET DANS LES MILIEUX D'ACCUEIL

Le **projet individualisé** d'admission dans une crèche favorise l'intégration sociale de l'enfant.

L'enfant handicapé peut bénéficier d'une **intégration scolaire précoce**, dans une classe ordinaire ou en classe d'intégration scolaire.

Le personnel s'implique, s'adapte au handicap. L'enfant est stimulé au contact de ses pairs, des adultes qui l'aident à progresser.

6. LES ALLERGIES

L'allergie est une réaction anormale et spécifique de l'organisme au contact d'une substance étrangère (allergène).
Les allergies surviennent chez des sujets génétiquement exposés.
Les manifestations allergiques peuvent être diverses : asthme, eczéma, **rhinite** allergique, urticaire.
Certains facteurs favorisent le développement des réactions allergiques : la présence d'un animal dans l'environnement, les infections virales, les facteurs émotionnels.

Exemples :
Simon, 10 mois, présente des plaques rouge vif sur le visage. L'enfant a été en contact avec un oreiller contenant probablement des poussières et des acariens. Simon est déjà allé en consultation pour des problèmes d'eczéma : les parents doivent prendre des précautions.

Sophie, 4 ans, n'est pas allée à l'école ce matin : elle a eu une crise d'asthme (crise de dyspnées : gêne respiratoire). Elle a joué avec le chat de sa grand-mère. Sophie adore les animaux, cependant elle doit éviter leur contact : elle est allergique aux acariens.

Arnaud, 5 ans, veut prendre ses repas à l'école. Sa maman ne veut pas : l'enfant présente des troubles graves : urticaire (apparition de plaques rouges) et respire avec difficulté lorsqu'il absorbe des plats préparés à base de poisson. Il est allergique et ne peut en consommer.

TOP'DÉFINITION

Rhinite : inflammation de la muqueuse des fosses nasales. La rhinite chronique allergique se manifeste par un écoulement nasal, une obstruction nasale et des éternuements qui surviennent par crise.

FICHE 13

LE CADRE POLITIQUE ET ADMINISTRATIF DE LA FRANCE

1. LE CADRE POLITIQUE

1.1 Le Président de la République

Il est élu au suffrage universel direct pour 5 ans. La Constitution lui reconnaît des pouvoirs propres et des pouvoirs partagés.

1.2 Le Gouvernement

Il est composé du Premier Ministre, des Ministres et des Secrétaires d'État.

1.3 Le Parlement

Il comprend : l'Assemblée nationale composée de députés élus au suffrage universel direct pour 5 et ans et le Sénat ; les sénateurs sont élus pour 6 ans au suffrage universel indirect par les grands électeurs.
Le Parlement exerce le pouvoir législatif : il a l'initiative des lois, discute et vote les textes.

2. LE CADRE ADMINISTRATIF DE LA POLITIQUE SANITAIRE ET SOCIALE

Le territoire français est divisé en circonscriptions de l'État et en collectivités territoriales.

2.1 L'État

Il est représenté par le Ministère de la Santé et des Solidarités.

2.2 Les circonscriptions de l'État ou « services déconcentrés »

L'administration déconcentrée est représentée par les services administratifs de l'État, *ex. : la DRASS au niveau régional, la DDASS au niveau départemental.*

TOP'DÉFINITIONS

La DRASS : Direction Régionale des Affaires Sanitaires et Sociales ou service extérieur, représente à l'échelon régional le Ministère de la Santé et des Solidarités ; elle est chargée de l'application de sa politique.
La DDASS : Direction Départementale des Affaires Sanitaires et Sociales ou service extérieur, représente à l'échelon départemental le Ministère de la Santé et des solidarités ; elle est chargée de la santé et de l'action sociale.

2.3 Les collectivités territoriales ou « services décentralisés »

Il s'agit des communes, des départements, des régions qui sont des personnes de droit public, s'administrant librement dans un cadre prévu par la loi (voir tableau ci-dessous).

Division du territoire	Structure et représentant responsable de la collectivité territoriale	Représentant responsable de la circonscription de l'État
Commune	Conseil municipal Maire	Maire
Département	Conseil général Président du Conseil général	Préfet du département
Région	Conseil régional Président du Conseil régional	Préfet de région

3. L'ORGANISATION ET L'ARTICULATION DE L'ACTION SANITAIRE ET SOCIALE SUR LE TERRITOIRE FRANÇAIS

Niveau	Structure	Sous l'autorité de...
National	Ministère de la Santé et des Solidarités	Ministre et secrétaires d'État
Régional	DRASS	Préfet de région
Départemental	DDASS Service d'action sanitaire et sociale	Préfet du département Président du Conseil général
Communal	CCAS	Maire

TOP'DÉFINITION

CCAS : Centre Communal d'Action Sociale. Ce n'est pas un service décentralisé de l'État mais un service public appartenant à la commune. Il est chargé de l'aide et de l'action sociales au niveau communal.

FICHE 14

LE STATUT JURIDIQUE DE L'ENFANT ET DE SA FAMILLE

1. LE STATUT DU COUPLE ET DE LA FAMILLE

1.1 Le mariage

C'est l'union d'un homme et d'une femme désireux de fonder une famille légitime, constatée dans un acte juridique solennel dont découlent des effets fixés par la loi. Des conditions juridiques de fond (âge, sexe, état civil) et de forme (publications des bans, célébration) doivent être respectées.

1.2 Le concubinage ou union libre

C'est une union de fait, caractérisée par une volonté de vie commune présentant un caractère de stabilité, et de continuité, entre deux personnes, de sexe différent ou de même sexe, qui vivent en couple.

1.3 Le PACS : pacte civil de solidarité

C'est un contrat conclu entre deux personnes majeures non mariées, de sexe différent ou de même sexe, pour organiser une vie commune. Le PACS n'est pas possible entre deux membres d'une même famille.

2. LA FAMILLE

La famille désigne les gens « liés par le sang », qu'ils vivent ou non ensemble. D'un point de vue juridique, la famille est fondée sur la notion de mariage et de filiation.

2.1 Les différentes formes de famille

– **La famille nucléaire** est composée des parents (père et mère) et des enfants non mariés ou non indépendants économiquement.
– **La famille monoparentale** est formée d'un adulte avec un ou des enfants de moins de 25 ans.
– **La famille recomposée** est formée de l'un des parents, son nouveau conjoint et les enfants nés d'une première union.

2.2 Les fonctions de la famille

La famille a plusieurs fonctions : une fonction économique, une fonction de reproduction, une fonction de protection et de socialisation.

3. LA FILIATION

C'est le lien juridique qui unit un enfant à son père ou à sa mère.
La filiation légitime découle du mariage. L'enfant est légitime.
La filiation naturelle concerne celle de l'enfant né de parents non mariés ensemble : l'enfant est dit naturel.
La filiation adoptive est établie par une décision de justice : un enfant étant adopté par des parents adoptifs. L'adoption peut être plénière ou simple.

4. L'AUTORITÉ PARENTALE

Elle se définit comme l'ensemble des droits et des devoirs des parents à l'égard de l'enfant mineur.
Elle est exercée par les deux parents dans la filiation légitime, par le parent qui a reconnu l'enfant en premier dans la filiation naturelle et par les deux parents dans le cas de la filiation adoptive.
Les parents doivent protéger l'enfant dans sa sécurité, sa santé, sa moralité. Ils ont un devoir de garde, de surveillance, d'éducation et d'entretien.

5. LES DROITS DE L'ENFANT

Ils figurent essentiellement dans la **Convention** internationale des droits de l'enfant adoptée le 29 novembre 1989.
La convention définit les droits de l'enfant relatifs à sa famille, son éducation, sa santé, sa protection, ses libertés.

TOP'DÉFINITION

Convention : accord conclu entre deux ou plusieurs acteurs fixant un cadre contraignant à leur action.

FICHE 15

LA PROTECTION SANITAIRE

C'est l'ensemble des mesures de prévention médicales, psychologiques et sociales pour la santé de la future mère et de l'enfant de moins de 6 ans. Ces mesures relèvent de l'État, des collectivités locales et des organismes de sécurité sociale.

1. L'ORGANISATION DU SERVICE DE PMI

La **PMI** constitue un service départemental placé sous l'autorité du Président du Conseil général.

2. LES OBJECTIFS DE LA PMI

Il s'agit de promouvoir la santé de la future mère, de la mère et de l'enfant jusqu'à 6 ans révolus et de prévenir la maladie et le handicap.

3. L'ACTION EN FAVEUR DES FUTURS PARENTS

Le service de PMI organise des consultations prénuptiales : l'examen prénuptial est obligatoire pour se marier. Une brochure d'éducation sanitaire est remise aux futurs conjoints en même temps que le certificat prénuptial.

4. L'ACTION EN FAVEUR DES FEMMES ENCEINTES

4.1 Les 7 examens prénataux

Ils sont pratiqués lors des consultations prénatales. Ils consistent en une surveillance clinique, biologique, échographique de la femme enceinte et de la grossesse. Ils sont obligatoires à partir du 3e mois de grossesse jusqu'au terme de celle-ci. Ils sont pris en charge à 100 % par la Sécurité Sociale.

4.2 Le carnet de grossesse

Il est délivré lors de la déclaration de grossesse. Il permet le remboursement des frais médicaux et le versement de prestations familiales.

4.3 La surveillance médico-sociale des grossesses à risque

Elle est réalisée à domicile par des sages-femmes.

5. L'ACTION EN FAVEUR DES MÈRES

Elles bénéficient de la prise en charge à 100 % d'un examen postnatal effectué dans les deux mois après l'accouchement. Cet examen est réalisé dans le cadre de la consultation postnatale qui assure la surveillance des suites de l'accouchement.

6. L'ACTION EN FAVEUR DES ENFANTS DE MOINS DE 6 ANS

La PMI organise 20 examens obligatoires lors des consultations de nourrissons. Ces examens sont remboursés à 100 % par la Sécurité Sociale (9 au cours de la première année, 3 au cours de la seconde, 2 par an au cours des quatre années suivantes).

6.1 Leurs rôles

Les consultations ont pour but de surveiller la croissance et le développement de l'enfant, de donner des conseils de puériculture aux familles, de réaliser les vaccinations, de permettre un dépistage précoce des handicaps.

6.2 Les certificats de santé

Délivrés à l'occasion des examens du 8e jour, du 9e mois et du 24e mois, ils permettent le dépistage précoce des infirmités physiques ou mentales.

6.3 Le carnet de santé

Véritable passeport sanitaire, il constitue un dossier individuel permettant le suivi médical de l'enfant.

Ce document est remis gratuitement aux parents par l'officier d'état civil au moment de la déclaration de naissance. Il contient des informations sur l'état de santé de la famille, sur l'accouchement, les résultats des examens de l'enfant, ses maladies, les vaccinations...

7. LE SUIVI DES ENFANTS SCOLARISÉS EN ÉCOLE MATERNELLE

Tout enfant admis en école maternelle fera préalablement l'objet d'un bilan de santé. Véritable examen de prévention médico-sociale, ce bilan est exercé conjointement par la PMI et le Service de Promotion de la Santé des Élèves.

TOP'DÉFINITION

PMI : protection maternelle et infantile.

FICHE 16 LA PROTECTION SOCIALE

Le système de protection sociale de l'enfant de moins de 6 ans et de la famille prend en charge :

- les différentes prestations familiales destinées à apporter une aide matérielle aux familles ;
- l'aide sociale à l'enfance s'occupant de l'enfant en danger (enfant privé de soutien familial, enfant maltraité) ;
- l'application de la législation visant à protéger et intégrer l'enfant handicapé.

1. LES PRESTATIONS FAMILIALES

Elles consistent en versements « d'allocations », c'est-à-dire de sommes d'argent aux familles afin de les aider à l'entretien des **enfants à charge** (frais de logement, de nourriture, d'habillement…).
Pour bénéficier des prestations familiales, il faut :
– résider en France ;
– avoir la charge effective et permanente d'un ou plusieurs enfants (sans obligation de lien familial) ;
– ne pas dépasser pour certaines prestations des conditions de ressources ;
– posséder un titre de séjour pour les étrangers.

1.1 L'organisme payeur

C'est la Caisse d'Allocations Familiales (CAF) du lieu de résidence.

1.2 Les personnes pouvant percevoir ces prestations

Ce sont les personnes qui assurent la charge de l'enfant, parfois une tierce personne (tuteur) ou l'Aide Sociale à l'Enfance (voir la partie 3 : « La protection de l'enfant privé de soutien familial »).

TOP'DÉFINITION

Enfant à charge : il s'agit d'un enfant jusqu'à 16 ans, jusqu'à 18 ans s'il est en apprentissage, jusqu'à 20 ans s'il poursuit des études.

2. LE CLASSEMENT DES PRESTATIONS

Prestations concernant	Principales prestations	Conditions d'attribution
La naissance, l'adoption, la garde d'enfant	**Prestation du jeune enfant** – Prime à la naissance ou à l'adoption* – Allocation de base* – Complément de libre choix de garde* – Complément de libre choix d'activité	Être enceinte (se soumettre aux examens prénataux) ou adopter un enfant Avoir un enfant de moins de 6 ans gardé S'arrêter de travailler pour élever son enfant
Les enfants	**Allocations familiales** Elles visent à diminuer les dépenses d'entretien de l'enfant **Complément familial*** Apporte une aide financière aux familles à revenus modestes	Avoir au moins deux enfants à charge Avoir au moins 3 enfants ayant tous plus de 3 ans
La rentrée	**Allocation de rentrée scolaire*** Allège les frais de rentrée scolaire	Avoir au moins un enfant âgé de 6 à 18 ans scolarisé ou en apprentissage
Le logement	**Allocation de logement familial*** Destinée à alléger les frais de location	Avoir un enfant au moins à charge
Le parent isolé ou séparé	**Allocation de parent isolé*** Apporte une aide temporaire aux personnes seules et démunies **Allocation de soutien familial**	Vivre et élever seul un ou plusieurs enfants ou attendre un enfant ou être mère célibataire Avoir 1 enfant à charge, l'autre parent étant défaillant au niveau de l'entretien
L'enfant handicapé	**Allocation de l'enfant handicapé****	Avoir 1 enfant handicapé à charge

* allocations soumises à des conditions de ressources
** changement d'appellation en janvier 2006

3. LA PROTECTION DE L'ENFANT PRIVÉ DE SOUTIEN FAMILIAL

Elle est assurée par l'Aide Sociale à l'Enfance (**ASE**), service départemental placé sous l'autorité du Conseil Général.

3.1 Ses missions

Elles sont les suivantes :

– la protection des femmes enceintes ou des mères isolées avec un enfant de moins de 3 ans confrontées à de graves difficultés ;

– l'aide aux familles en difficulté en maintenant l'enfant dans son milieu familial : versement d'une allocation mensuelle pour l'entretien et l'éducation d'un enfant, intervention à domicile d'une travailleuse familiale, mise en place d'une mesure d'**AEMO**, d'une tutelle aux prestations familiales ;

– la prise en charge des mineurs confiés au service de l'**ASE** temporairement ou durablement faute de pouvoir être maintenus dans leur famille qui peuvent être placés dans une famille d'accueil ou dans une institution.

3.2 Le personnel

Il s'agit des travailleuses familiales, assistantes maternelles agréées, éducateurs spécialisés, psychologues et assistants de service social.

3.3 Les catégories d'enfants protégés par l'ASE

Ce sont les enfants accueillis provisoirement, les enfants en garde, les enfants surveillés, les pupilles de l'État et les enfants secourus.

4. LA PROTECTION DE L'ENFANT MALTRAITÉ

Elle est assurée par le Juge des enfants, responsable de la protection judiciaire des enfants en danger.

Un enfant maltraité est celui dont l'entretien, la santé, la sécurité, la moralité ou l'éducation sont compromis par la famille.

4.1 Les signes de la maltraitance

Il s'agit :

– de signes de violence physique : hématomes, ecchymoses, plaies, brûlures, plaques d'alopécie, lésions oculaires, fractures, traumatismes crâniens, sévices sexuels ;

– de signes évocateurs de violence psychologique : conduites d'évitement (refus de contacts visuel, verbal, physique), absence de réaction à toute stimulation sensorielle, agressivité vis-à-vis de lui-même ou d'autrui, troubles du sommeil, tics, balancement...

4.2 Le signalement

C'est l'information d'une autorité publique de la situation d'un enfant maltraité ou risquant de l'être.

Fiche 20

Toute personne (y compris les professionnels, déliés alors du secret professionnel) qui a connaissance de sévices sur un enfant ou d'une situation risquant de le mettre en danger doit en informer les autorités sous peine de sanction. Le non respect de cette obligation constitue un délit.

5. LA PROTECTION DE L'ENFANT HANDICAPÉ

Elle est assurée par l'État à travers des lois spécifiques qui assurent :
- la prévention et le dépistage du handicap à travers l'action de la PMI ;
- la prise en charge des soins par la Sécurité Sociale ;
- la scolarisation des enfants handicapés à travers une scolarisation en milieu normal ou en milieu spécialisé ;
- une aide financière à la famille par l'attribution de l'allocation d'éducation spéciale.

TOP'DÉFINITIONS

AEMO : Action Éducative en Milieu Ouvert.

ASE : Aide Sociale à l'Enfance.

L'ACCUEIL COLLECTIF : CRÈCHE, ÉCOLE MATERNELLE

1. LES STRUCTURES D'ACCUEIL DE TYPE COLLECTIF

1.1 Les différentes structures

	Type de structures	Encadrement	Rôles	Conditions d'admission
MULTIACCUEIL (pour enfant de moins de 6 ans)	**Crèche collective** Structure accueillant régulièrement à la journée des enfants de moins de 3 ans durant le travail de leurs parents	– une directrice (puéricultrice, infirmière) – une éducatrice de jeunes enfants	– diriger l'établissement – organiser des activités éducatives afin de favoriser le développement des enfants,	– Enfants âgés de 2 mois et demi à 3 ans – Travail des parents – Vaccinations à jour
	Crèche parentale Structure organisée et gérée par les parents avec le soutien de personnes qualifiées	– des auxiliaires de puériculture (une pour cinq enfants qui ne marchent pas, une pour huit enfants qui marchent)	– assurer les soins d'hygiène et de confort, participer à l'éveil et à la socialisation des enfants	Identiques à celles de la crèche collective
	Halte garderie Structure accueillant pendant la journée de façon occasionnelle ou à temps partiel des enfants de moins de 6 ans	– des parents bénévoles (crèche parentale)	– identiques à ceux des auxiliaires de puériculture	– Enfant âgé de moins de 6 ans – Vaccinations à jour
Le Centre de Loisirs Sans Hébergement (CLSH) structure accueillant de manière habituelle et collective des enfants en dehors du temps scolaire		– un directeur – un assistant sanitaire – des animateurs	– diriger le centre – assurer les premiers soins – mettre en œuvre des activités d'animation	– Enfants à partir de 4 ans – Vaccinations à jour

1.2 Les objectifs de ces structures

Il s'agit d'assurer la garde des enfants pendant le travail des parents, favoriser la socialisation, permettre l'acquisition de l'autonomie, favoriser le développement physique et intellectuel.

2. L'ÉCOLE MATERNELLE

L'admission de l'enfant y est facultative.

2.1 Les objectifs

L'école maternelle doit :
- préparer l'enfant à l'ensemble des apprentissages (lecture, écriture…) ;
- développer la socialisation ;
- transmettre des éléments culturels afin de faciliter l'intégration dans la société.

2.2 L'organisation et le fonctionnement

Deux cycles sont organisés : le cycle des apprentissages premiers et le cycle des apprentissages fondamentaux. Ce dernier cycle se poursuit à l'école primaire.
De nombreuses activités sont organisées pour répondre à des objectifs d'éducation et d'apprentissage (activités physiques, techniques, artistiques, de communication…).

2.3 Les professeurs des écoles

Ce sont des personnels relevant du Ministère de l'Éducation nationale ayant en charge la pédagogie.

2.4 Les ATSEM

Les agents territoriaux spécialisés des écoles maternelles ont pour rôle :
- d'aider l'enseignant dans la préparation matérielle des activités de la classe ;
- de donner aux enfants des soins d'hygiène et de confort ;
- d'entretenir les locaux et le matériel ;
- de stimuler les enfants ;
- de veiller à la sécurité des enfants ;
- de préparer et distribuer les collations, d'aider aux repas.

3. LE RÔLE DES PARENTS DANS L'ENSEMBLE DES STRUCTURES DE LA PETITE ENFANCE

Les parents doivent :
- aider l'enfant à s'adapter à sa structure d'accueil et faciliter son insertion ;
- participer à la vie de leur enfant dans l'établissement d'accueil.

FICHE 18 L'ACCUEIL INDIVIDUEL DE L'ENFANT

L'accueil individuel de l'enfant est assuré par des professionnelles de la petite enfance : les assistantes maternelles agréées.

1. QUI EST L'ASSISTANTE MATERNELLE ?

C'est souvent une mère de famille qui a choisi de privilégier sa vie familiale en exerçant une activité professionnelle à son domicile, par la garde rémunérée de jeunes enfants confiés par leurs parents pendant leurs heures de travail.

2. LES CONDITIONS À REMPLIR POUR DEVENIR ASSISTANTE MATERNELLE AGRÉÉE

2.1. Obtenir l'agrément de garde non permanente

Pour l'obtenir, il faut déposer une demande auprès de la DDASS (Direction Départementale des Affaires Sanitaires et Sociales) et répondre à des critères précis.
Il faut justifier :
- de certaines capacités de soignante et d'éducatrice pour pouvoir prendre en charge un enfant et assurer son bon développement ;
- d'un hébergement spacieux répondant à des normes de sécurité ;
- d'une hygiène générale et de vie compatibles avec la garde de jeunes enfants ;
- d'un bon état de santé pour l'assistante maternelle et chaque membre de sa famille.

Après enquête de services sociaux et de PMI, l'agrément (de un à trois enfants selon les cas, de 2 mois et demi à 6 ans) sera prononcé par le Président du Conseil Général du département de résidence pour 5 ans.

2.2 Les obligations qui en découlent

Chaque assistante maternelle agréée doit :
- se former pendant 60 h ;
- renouveler l'agrément au bout de 5 ans ;
- se former à nouveau pendant 60 h ;
- souscrire une assurance responsabilité civile professionnelle.

3. LES CARACTÉRISTIQUES DE L'EMPLOI DES ASSISTANTES MATERNELLES AGRÉÉES

Elles peuvent travailler seules en indépendance ou intégrer une crèche familiale (regroupement d'assistantes maternelles travaillant pour une collectivité territoriale ou pour une association sous la responsabilité d'une puéricultrice, directrice de la crèche).

4. LES CARACTÉRISTIQUES DE L'EMPLOI AU DOMICILE

L'assistante maternelle a un statut de salarié.
Un contrat de travail définit ses droits et ses devoirs envers son employeur (crèche familiale ou parents).
Elle perçoit un salaire, elle est déclarée à la Sécurité Sociale, elle a droit à des congés payés, elle est soumise à l'impôt sur le revenu, elle cotise aux ASSEDIC (ASSociation pour l'Emploi Dans l'Industrie et le Commerce), elle peut bénéficier d'indemnités de licenciement.
Le contrat de travail est doublé d'un contrat d'accueil et d'éducation qui va préciser les points essentiels pour la bonne prise en charge de l'enfant.

5. LES PARTENAIRES PROFESSIONNELS ET LES AIDES POSSIBLES DES ASSISTANTES MATERNELLES

Il s'agit :
- du personnel de PMI du secteur dont elle dépend : puéricultrice, pédiatre, psychologue... ;
- des relais assistantes maternelles qui ont pour objet d'aider l'assistante maternelle à promouvoir sa formation, de l'informer sur ses droits et devoirs envers les enfants en garde et leur famille, d'être un lieu neutre où l'on peut discuter de ses problèmes relationnels avec les parents de l'enfant en garde ;
- des ludothèques, des haltes-garderies, des centres d'éveil où elle peut se rendre pour sortir de son isolement.

FICHE 19

LA COMMUNICATION

Il y a communication lorsque deux ou plusieurs personnes décident d'entrer en relation pour s'échanger ou se transmettre des informations.

1. LES COMPOSANTES DE LA COMMUNICATION

Le message est le contenu des informations transmises.
L'émetteur est l'auteur du message.
Fiche 5
Le récepteur est le destinataire du message.
Le canal est la voie, le mode de circulation des messages (oral, visuel...)
Le code est l'ensemble des signes verbaux et non verbaux qui supportent le sens du message : les mots employés, les images, les gestes, le ton, les sons, les couleurs...

Schéma de la communication

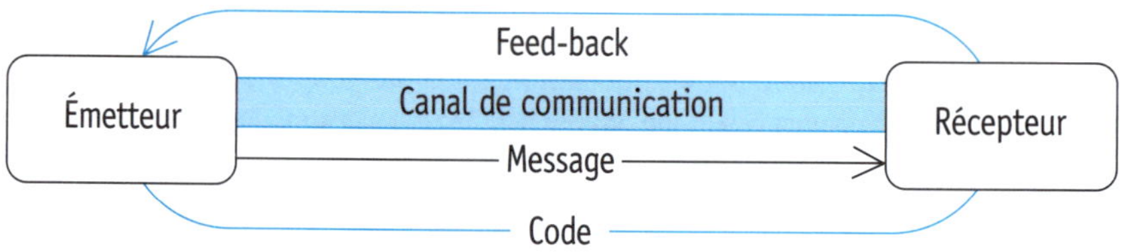

L'outil est le moyen matériel utilisé pour transmettre le message (téléphone, fax, courriel...).
Le feed-back ou rétroaction est la réaction du récepteur qui permet à l'émetteur de contrôler la bonne compréhension du message.

2. LES PRINCIPALES FORMES DE LA COMMUNICATION

On distingue :
– la communication verbale : elle peut être soit verbale orale (*exemple : dialogue de vive voix dans une langue commune aux deux interlocuteurs*) soit verbale écrite (*exemple : rédaction d'une lettre*) ;
– la communication non verbale : elle est renforcée ou non par les paralangages : les mimiques (les expressions du visage), les gestes, les regards, l'attitude générale, les postures, les silences qui sont des messages silencieux.

3. LA COMMUNICATION INTERPERSONNELLE

Deux personnes sont en présence (*exemple : accueillir un enfant, téléphoner*).

4. LA COMMUNICATION DE GROUPE

Elle met en relation une personne et un groupe ou plusieurs personnes dans un groupe. (*ex. : exposé, conférence, réunions...*).

5. LES SITUATIONS DE COMMUNICATION PROFESSIONNELLE

Il s'agit de circonstances où le professionnel communique dans le cadre de son travail. Les supports choisis déterminent la nature de la communication, qui peut être :
- orale : téléphoner, participer à une réunion, dialoguer avec un enfant, ses parents, les collègues de travail...
- écrite : rédiger une lettre, une note à l'attention des parents, un dépliant...
- visuelle : lire un tableau, un planning, une affiche...

6. LES DIFFICULTÉS DE LA COMMUNICATION

La qualité de la communication peut être altérée par divers éléments : salles trop petites, mauvaise réception d'une communication téléphonique, affichage trop petit, horaires inadaptés, manque de motivation, inattention, influence des sentiments, des opinions, présence de bruits perturbateurs, langage trop technique...

7. LES MOYENS FAVORISANT LA COMMUNICATION DANS LE MILIEU PROFESSIONNEL

Pour mieux communiquer, il est important :
- d'identifier d'abord les difficultés d'ordre « technique » (*exemple : bruits perturbateurs, salle inadaptée...*) et d'agir sur elles ;
- d'utiliser le même code (utiliser un langage précis, clair, adapté, formulé dans un code commun) ;
- d'être attentif, à l'écoute, motivé ;
- de choisir le bon canal de transmission ;
- de sélectionner et d'organiser le contenu du message à délivrer ;
- de s'assurer de la bonne compréhension du message.

FICHE 20

LE SECRET PROFESSIONNEL ET LA DISCRÉTION PROFESSIONNELLE

1. LE SECRET PROFESSIONNEL

1.1 Son origine

Le secret professionnel trouve son origine dans le droit accordé à l'individu d'être préservé de toute intrusion abusive dans l'intimité de sa vie privée. Il fait l'application de textes réglementaires contenus dans le Code de déontologie et une obligation juridique régie par des articles du Code pénal.

1.2 Sa définition

C'est l'obligation, sous peine de sanction, faites à certaines personnes de taire des informations recueillies dans l'exercice professionnel.

1.3 Les informations à caractère secret

Elles peuvent porter sur des personnes ou des faits. Il s'agit de tout ce que le professionnel a appris, compris, connu ou deviné à l'occasion de son exercice professionnel.

1.4 À qui s'impose-t-il ?

Il s'impose à tous les professionnels dépositaires d'une information à caractère secret par profession (professions médicales, para-médicales, travailleurs sociaux, étudiants en formation…) ou en raison d'une fonction ou d'une mission (personnes appelées à collaborer avec des services de PMI, de l'**ASE**…) ou toutes les personnes travaillant avec un professionnel tenu au secret professionnel.

1.5 Ses dérogations

Elles sont prévues par le **Code pénal**.

Le secret professionnel peut être levé dans le cas d'observation :

– de mauvais traitements infligés à des mineurs de moins de 15 ans ;

– de violences exercées sur des personnes âgées, handicapées physiques ou mentales, malades ou affaiblies.

Fiche 16

Un signalement doit être fait aux autorités compétentes.

1.6 Ses sanctions

Le non respect du secret professionnel est sanctionné par la loi (emprisonnement et amendes).

2. LA DISCRÉTION PROFESSIONNELLE

2.1 Qui concerne-t-elle ?

Elle protège l'ordre interne de l'établissement en interdisant la révélation de toute information indiscrète à ses salariés.

2.2 Sa règle

Elle s'applique à tous les faits, informations ou documents dont les agents ont connaissance dans le cadre de leur fonction.

2.3 Ses sanctions

L'indiscrétion professionnelle est une faute disciplinaire susceptible d'entraîner une sanction disciplinaire (exclusion...).

TOP'DÉFINITIONS

ASE : Aide Sociale à l'Enfance.
Code : recueil de lois.
Code pénal : ensemble de textes qui prévoient les infractions (crimes, délits...) et qui déterminent les sanctions applicables.

TOP'PLUS

Les articles 226.13 et 226.14 du Code pénal sont relatifs au secret professionnel.

PARTIE

II

Biologie générale et appliquée

FICHE 21 L'ORGANISATION GÉNÉRALE DU CORPS HUMAIN

Le corps humain assure quatre grandes fonctions :

- il établit les relations avec l'extérieur ;
- il assure sa nutrition ;
- il permet la reproduction ;
- il maintient son intégrité (sa conservation).

1. FONCTION DE RELATION ASSURÉE PAR LE SYSTÈME NERVEUX

- Grâce aux yeux, aux oreilles, à la peau, à la langue et au nez, qui sont les organes des sens, les sensations sont captées. La connaissance des éléments extérieurs est possible.
- Le cerveau commande les muscles grâce aux nerfs moteurs. Ainsi, les os, auxquels les muscles sont rattachés, sont mis en mouvement au moment des contractions musculaires. Les mouvements et les déplacements sont alors possibles.

2. FONCTION DE NUTRITION ASSURÉE PAR L'APPAREIL DIGESTIF, L'APPAREIL RESPIRATOIRE ET L'APPAREIL EXCRÉTEUR

Pour vivre, les **cellules** ont besoin de se nourrir avec des nutriments et du dioxygène et de se débarrasser des déchets résultant de leur fonctionnement.

- L'appareil digestif, composé d'**organes** (bouche, œsophage, estomac, intestins et glandes annexes), assure la transformation des aliments en nutriments, qui passent ensuite dans le sang.
- L'apport de dioxygène (O_2) et le rejet du dioxyde de Carbone (CO_2) sont pris en charge par l'**appareil** respiratoire (nez, larynx, trachée artère, bronches, poumons).
- Le sang transporte l'O_2 et les nutriments vers les cellules, le CO_2 et les déchets vers les **organes** chargés de les éliminer (reins et poumons).

3. FONCTION DE REPRODUCTION ASSURÉE PAR L'APPAREIL REPRODUCTEUR

Les appareils génitaux masculin et féminin sont complémentaires dans la fonction de reproduction, ils permettent la mise en contact de cellules sexuelles afin d'assurer la reproduction de l'espèce.

4. FONCTION DE MAINTIEN DE L'INTÉGRITÉ ASSURÉE PAR LES GLANDES ET LE SYSTÈME IMMUNITAIRE

- La sécrétion d'hormones produites par les glandes, nombreuses et variées, permet d'assurer l'équilibre entre toutes les fonctions. Les actions des hormones sont interactives.
- Le système immunitaire met en action des **molécules**, des **cellules** et des **organes** qui se chargent d'identifier les micro-organismes et les substances étrangères (non soi) afin de les détruire.

5. LES NIVEAUX D'ORGANISATION DU CORPS *(du plus complexe au plus simple)*

Un **appareil** ou un **système**, *ex. : l'appareil circulatoire* ***(1)***.
Un **organe**, *ex. : le cœur* ***(2)***.
Un **tissu**, *ex. : le sang avec des cellules* ***(3)***.
Une **cellule**, *ex. : un leucocyte (globule blanc)* ***(3)***.
Une **molécule (4)**.

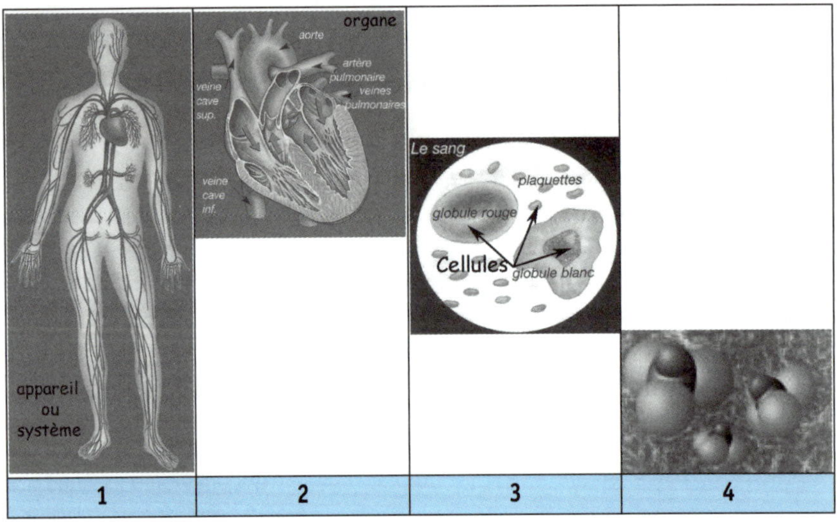

Source : *L'essentiel Junior LE CORPS HUMAIN* (1,2,3)

> **TOP'PLUS**
>
> Le corps est composé de cellules spécialisées organisées en tissus, lesquels sont structurés en organes appartenant à un système ou appareil.

FICHE 22

LA PEAU

1. LA STRUCTURE DE LA PEAU

La peau est l'enveloppe extérieure du corps. Elle est structurée en trois couches : l'épiderme, le derme et l'hypoderme. C'est un organe vivant qui assure cinq rôles principaux.

1 épiderme (couche cornée, couche vivante, couche basale)
2 derme
3 hypoderme
4 poil
5 glande sébacée
6 muscle horripilateur
7 canal sudoripare
8 glande sudoripare
9 récepteurs sensoriels spécialisés
10 cellules graisseuses
11 vaisseaux sanguins

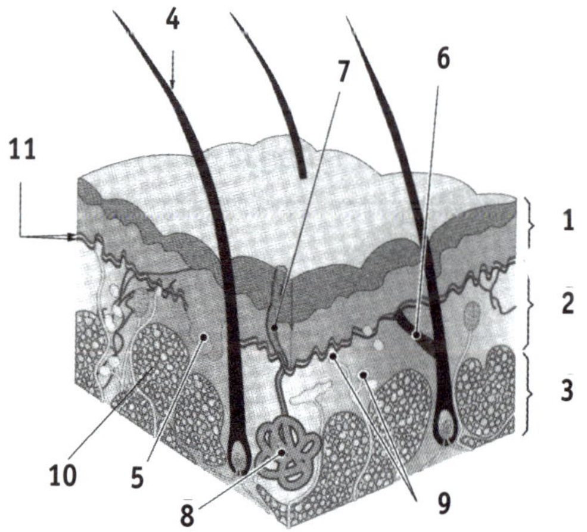

Schéma de la peau

Source : *Cahier Biologie* Foucher

La peau est constituée de différents tissus.

Un tissu est un ensemble de cellules différenciées organisées pour remplir la même fonction :

- L'épiderme est un épithélium stratifié.
- L'hypoderme est un tissu conjonctif dense.
- La zone graisseuse est un tissu conjonctif lâche.

2. LES FONCTIONS DE LA PEAU

2.1 Fonction de protection

Assurée par :

- le sébum qui « graisse » la peau ;
- la sueur acide contenant une enzyme qui tue les micro-organismes – *action bactéricide* ;
- des cellules, les mélanocytes, spécialisées dans le mécanisme du bronzage qui protège en partie de l'action néfaste des rayons du soleil ;
- les couches de cellules imperméables à l'eau qui permettent de résister aux frottements, aux chocs, aux pressions et à l'entrée des micro-organismes.

2.2 Fonction de respiration

Assurée par :

les mécanismes d'absorption d'O_2 et d'élimination du CO_2 au niveau de l'épiderme (*fonction peu développée chez l'Homme*).

2.3 Fonction d'absorption

Assurée par :

les cellules qui permettent le passage de produits gras et alcoolisés vers l'intérieur du corps.

2.4 Fonction de thermorégulation

Assurée par :

– l'évaporation de la sueur produite par les glandes sudoripares lors de la dilatation des vaisseaux sanguins (*vasodilatation*) qui permet de refroidir le corps lorsqu'il fait chaud ;

– la masse graisseuse isolante, le resserrement des vaisseaux sanguins (*vasoconstriction*) et le redressement des poils emprisonnant de l'air qui permet de limiter le refroidissement du corps, quand il fait froid.

2.5 Fonction de réserve

Assurée par :

les cellules qui peuvent stocker de la graisse dans l'hypoderme et qui constituent la réserve lipidique (*tissu adipeux*).

2.6 Fonctions de sécrétion et d'excrétion

Assurée par :

– les glandes sébacées qui fabriquent –*sécrètent*– et excrètent le sébum qui protège les poils, évite la déshydratation et empêche l'eau de flétrir la peau ;

– les glandes sudoripares qui sécrètent et excrètent la sueur, débarrassant ainsi le corps de déchets nuisibles. L'action de ces glandes sudoripares est complémentaire de la fonction de régulation assuré par l'appareil excréteur.

2.7 Fonction de synthèse

Assurée par :
les lipides stockés dans la peau capables, sous l'action des UVb (rayons ultra-violet b) du soleil, de se transformer en vitamine D. Celle-ci est indispensable à la croissance de l'enfant car elle contribue à la fixation du calcium sur les os.

2.8 Fonction de perception tactile

Assurée par :
les différents récepteurs spécialisés de la peau qui captent les sensations de froid, de chaud, de pression, de vibration et de douleur. Ces informations sont transmises par les fibres nerveuses jusqu'au cerveau et permettent de réagir de manière adaptée.

3. LA PEAU DE L'ENFANT

Sa peau est mince car l'épiderme et le derme sont constitués de moins de couches cellulaires que chez l'adulte. En particulier la couche cornée est inexistante. De ce fait, sa peau est plus perméable à certains produits.
Elle ne possède pas de mélanocytes, le soleil peut être très dangereux pour l'enfant.
Bien que fine, sa peau est bien nourrie par le sébum qui est sécrété abondamment.
La production de sueur par les glandes sudoripares est assez faible, donc il transpire peu, ce qui le rend très sensible à la chaleur.
Ainsi, il est nécessaire d'appliquer des soins d'hygiène adaptés et de respecter des règles de sécurité pour éviter toute source d'agression de sa peau.

4. L'HYGIÈNE DE LA PEAU DE L'ENFANT

Afin de maintenir la peau du jeune enfant en bon état pour qu'elle assure ses différentes fonctions, il faut respecter un certain nombre de règles.

Règles	Justifications
• se laver les mains avant et après les soins apportés à l'enfant	• pour éviter les **biocontaminations**
• laver l'enfant chaque jour	• pour éliminer la flore transitoire et les souillures
• laver et faire laver très fréquemment les mains	• pour éviter que les mains transportent les souillures et les micro-organismes à d'autres parties du corps ou vers d'autres enfants
• utiliser des produits adaptés au type de peau	• pour éviter d'agresser la peau fragile de l'enfant

Fiche 28

Règles	Justifications
• bien rincer	• pour éliminer tous les produits utilisés
• bien sécher (surtout les plis cutanés)	• pour éviter que les micro-organismes soient dans de bonnes conditions de développement (humidité)
• surveiller l'état de la peau	• pour modifier très rapidement les soins donnés afin d'éviter toute aggravation
• surveiller l'état du cuir chevelu	• pour éviter la propagation des poux dans les cheveux
• respecter le sens de lavage et du rinçage du plus propre vers le plus sale	• pour ne pas ramener les souillures sur les zones les plus sensibles et les plus propres
• transmettre toutes les informations liées à l'état de la peau de l'enfant.	• pour respecter ses propres limites de compétences afin que des personnes qualifiées puissent prendre les décisions nécessaires.

TOP'DÉFINITION

Biocontamination : contamination par des micro-organismes.

LE SYSTÈME NERVEUX

Le système nerveux assure les fonctions motrices et sensorielles.

1. L'ACTIVITÉ SENSORIELLE

1.1 Les organes des sens (yeux, oreilles, langue, nez et peau)

Ils permettent au jeune enfant de découvrir, d'apprendre et de mémoriser. L'enfant peut déceler les dangers et adapter son comportement à tous moments.

1.2 La vision

C'est l'œil qui assure la perception des images. Une succession de mécanismes assure la transmission de l'image au cerveau.

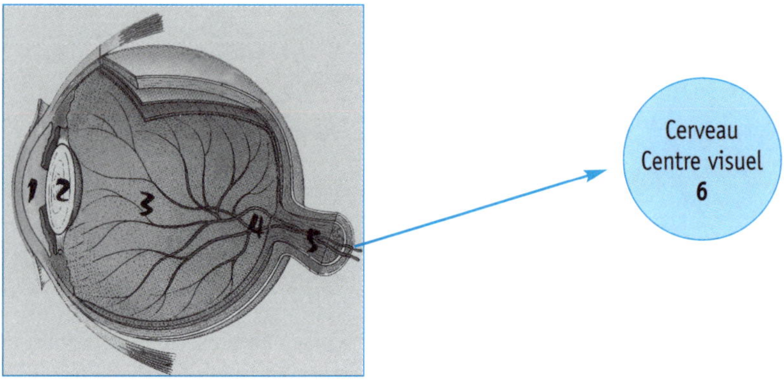

Source : *Grand atlas du corps humain*, Larousse

L'œil laisse passer la lumière constituant l'image. La pupille **(1)** (orifice) concentre les faisceaux lumineux sur le cristallin **(2)**, (lentille biconvexe) qui, en changeant de forme, met l'image au point sur la rétine **(4)** au fond de l'œil. L'image, en passant à travers le cristallin, puis l'humeur vitreuse **(3)** s'inverse (haut/bas). Elle se projette donc sur la rétine à l'envers. La rétine comporte des cellules nerveuses spécialisées (les cônes et les bâtonnets) dont le rôle est de transformer les messages reçus en informations visuelles. Les fibres nerveuses rattachées aux cônes et bâtonnets constituent le nerf optique **(5)**. Celui-ci conduit l'influx nerveux visuel au cerveau **(6)** qui décode, interprète et mémorise les images.

Quand le mécanisme de la vision présente des anomalies, l'œil peut être atteint de strabisme, de myopie, d'hypermétropie ou d'astigmatisme.

STRABISME	L'enfant peut « loucher » ou avoir un œil qui part vers l'extérieur ou vers l'intérieur. L'image vue est double ou mal centrée.
MYOPIE	L'œil est anormalement constitué, la vision de près est bonne mais la vision de loin est floue.
HYPERMÉTROPIE	L'œil est anormalement constitué, la vision de loin est bonne mais la vision de près est floue.
ASTIGMATISME	La vision des lignes horizontales et verticales est perturbée.

1.3 L'audition

C'est l'oreille qui assure la perception des sons. Une succession de mécanismes assure la transmission des sons au cerveau.

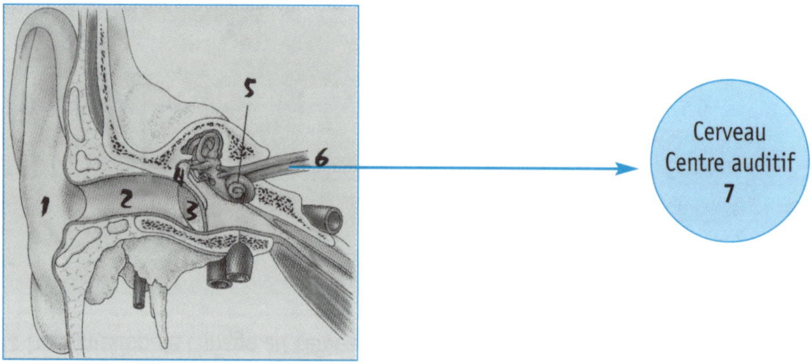

Source : *Grand atlas du corps humain* Larousse

Le pavillon **(1)** de l'oreille externe capte les sons portés par les vibrations de l'air. Le son pénètre dans le conduit auditif **(2)** pour aller frapper une membrane, le tympan **(3)**. Celui-ci entre en vibration pour mettre en mouvement trois osselets. **(4)** Ces vibrations entraînent un mécanisme de l'oreille interne dans la cochlée **(5)** qui produit des impulsions chimiques et électriques captées par des cellules nerveuses spécialisées. Celles-ci transforment ces impulsions en influx nerveux. Ces cellules sont reliées à des fibres nerveuses constituant le nerf auditif **(6)** chargé de conduire le message auditif au cerveau. **(7)** Celui-ci décode, interprète et mémorise les sons.

1.4 La perception tactile

Fiche 22

La peau étant équipée de récepteurs sensitifs spécialisés (*les corpuscules*), elle est capable de capter les sensations thermiques (chaud et froid), de pression, de vibration et de douleur.

L'enfant peut, par exemple distinguer l'eau chaude de l'eau froide.

Au cours de ses expériences et de ses apprentissages, il adapte son comportement face à un danger (radiateur chaud) ou à un plaisir (passer devant un ventilateur).

2. L'ACTIVITÉ VOLONTAIRE, L'ACTIVITÉ RÉFLEXE

2.1 Activité volontaire

Lorsque l'enfant veut attraper un jouet, il met en œuvre une activité nerveuse volontaire. Ses yeux voient le jouet, l'information sensitive visuelle est transmise au cerveau dans la zone sensitive visuelle. La zone motrice du cerveau créée un ordre (influx) moteur qui chemine dans la moelle épinière vers un nerf moteur et aboutit sur les muscles visés qui vont se contracter. Les muscles étant rattachés aux os, les mouvements souhaités sont exécutés, l'enfant prend son jouet.

2.2 Activité réflexe

Lorsqu'un enfant sursaute parce qu'on lui touche l'épaule sans qu'il ait pu identifier l'origine de cette information, une activité nerveuse réflexe se met en place. Les capteurs de la peau conduisent l'information sensitive jusqu'à la moelle épinière ; ce centre nerveux transforme l'information sensitive en information motrice. Cet influx nerveux moteur chemine par des nerfs moteurs jusqu'aux muscles qui, en se contractant, créent le mouvement de sursaut. Le cerveau est conscient mais n'a pas commandé ce mouvement de défense.

Le nouveau-né manifeste des « compétences » : il marche… on parle de marche automatique. C'est un réflexe INNÉ car il existe à la naissance. Toutefois, il lui faudra au moins 12 mois pour acquérir la marche de manière efficace. C'est grâce à de nombreuses stimulations qu'il acquiert cette performance, c'est un réflexe ACQUIS.

ACTIVITÉ VOLONTAIRE	ACTIVITÉ RÉFLEXE
C'est un acte conscient, voulu, qui nécessite l'intervention du cerveau.	C'est une réponse à une stimulation. Elle est rapide et involontaire. C'est la moelle épinière qui dirige la réponse.

3. L'ORGANISATION DU SYSTÈME NERVEUX

3.1 Le système nerveux cérébro-spinal

Il contrôle entièrement la vie de l'organisme.
Il est structuré en deux grandes parties :

Système cérébro-spinal		Système nerveux sympathique (végétatif)	
SN central – cerveau – cervelet – tronc cérébral – moelle épinière	**SN périphérique** – nerfs crâniens – nerfs rachidiens	**SN orthosympathique** Accélère l'action	**SN parasympathique** Freine l'action
1	2	3	

1	L'encéphale (cerveau + cervelet + tronc cérébral) assure les fonctions importantes : il coordonne les mouvements, analyse la perception des sensations, permet le langage et l'apprentissage… La moelle épinière est un « conducteur » d'influx moteurs et sensitifs. Elle est responsable des réponses de type réflexe.
2	Les nerfs crâniens sont chargés principalement de conduire les informations visuelles, olfactives, auditives. Les nerfs rachidiens régulent les grands systèmes du corps en relation avec le système végétatif.
3	Le système nerveux végétatif (sympathique) est autonome : il régule le fonctionnement du corps.

L'organisation générale du système nerveux

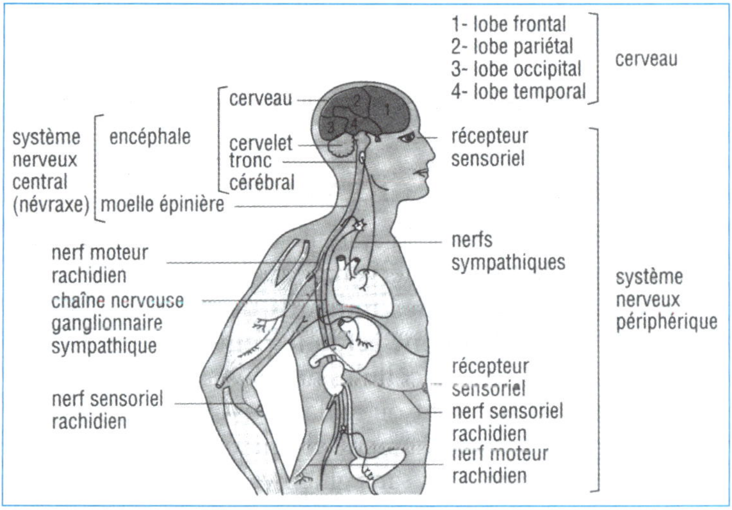

Source : *Biologie humaine* Nathan technique

3.2 Le tissu nerveux : les nerfs

Le tissu nerveux est constitué de cellules nerveuses appelées neurones. Ceux-ci conduisent les informations nerveuses (l'influx nerveux) grâce à de très longs prolongements : les axones. Un grand nombre d'axones organisés tels des fils électriques dans un câble (avec des gaines isolantes), constitue un nerf. Tout le tissu nerveux est **excitable** (il réagit à des stimulations) et **conducteur**, (il peut transmettre les informations).

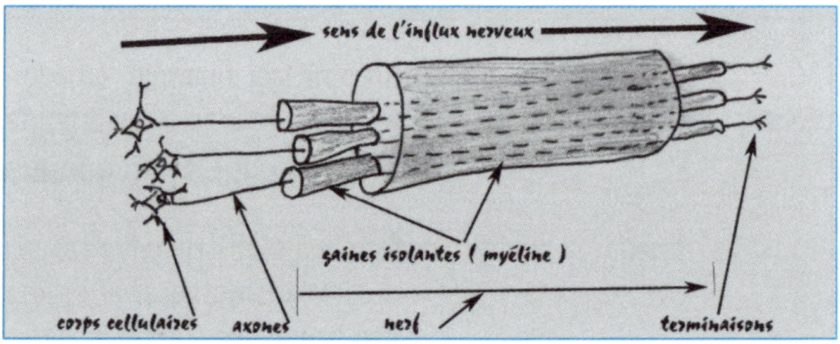

Source : schéma d'auteur

4. L'HYGIÈNE DU SYSTÈME NERVEUX

4.1 Le rythme de vie de l'enfant

Pour préserver le système nerveux de l'enfant, certaines règles de vie sont incontournables :

- respecter des horaires réguliers ;
- veiller au calme dans son milieu de vie ;
- respecter la sécurité affective ;
- stimuler ses apprentissages par des jeux adaptés et répétés.

4.2 Le sommeil de l'enfant

Il est capital pour le développement et la croissance de celui-ci. Les cycles du sommeil se répètent plusieurs fois au cours de la nuit ou de la sieste.

Endormissement	Sommeil lent et léger	Sommeil lent et profond	Sommeil paradoxal
L'enfant s'endort progressivement	L'enfant garde la capacité d'entendre les bruits quotidiens mais il n'y est pas sensible	L'enfant n'entend plus, il se relâche complètement	Toutes les fonctions de son corps ralentissent. Le cerveau est, en revanche, dans un état d'activité intense : il mémorise, se perfectionne. L'hormone de croissance est active

4.3 Les troubles du comportement

Ils sont le signe d'une perturbation du fonctionnement du système nerveux soit au niveau des organes des sens, soit au niveau des commandes nerveuses. Un enfant peut ne pas bien entendre, ne pas bien voir, ne pas pouvoir apprendre à marcher à l'âge où il devrait le faire, ne pas pouvoir se concentrer, être très sensible… Ces différents signes sont les indicateurs d'un dysfonctionnement.

FICHE 24 L'ORGANISATION DE L'APPAREIL LOCOMOTEUR

L'ensemble de l'appareil locomoteur sert aux postures, aux mouvements et aux déplacements. Le fonctionnement de cet appareil est sous le contrôle du système nerveux qui envoie les ordres nécessaires.

1. ORGANISATION GÉNÉRALE DE L'APPAREIL LOCOMOTEUR

Les muscles, rattachés aux os par les tendons, stimulés par les nerfs, se contractent et se relâchent. Ils entraînent les os grâce aux articulations. Le mouvement est ainsi possible.

1.1 Les muscles striés ou squelettiques

Ils se divisent en deux catégories correspondant à deux types de contractions. Les **muscles toniques** qui se contractent sans entrainer de déplacement, ils assurent la **posture** et sont peu fatigables.
Les **muscles phasiques** qui se contractent en se raccourcissant entraînent le mouvement. Celui-ci nécessite une succession de contractions et de relâchements des muscles : c'est le travail musculaire DYNAMIQUE. Lorsque ces muscles se contractent sans se raccourcir (travail musculaire STATIQUE) il n'y a pas de relâchement, le muscle se fatigue plus vite.

Les muscles du corps ne sont jamais au repos complet, ils sont toujours sous tension légère afin d'être dans un état de pré-contraction nécessaire à la réponse immédiate du muscle lorsqu'il est sollicité. Cette tension maintien les postures. C'est le **tonus musculaire.**

TOP'PLUS

Le tonus musculaire est une légère tension musculaire permanente et involontaire sous le contrôle des centres nerveux.

Le travail musculaire dynamique se manifeste par une alternance de contractions et de relâchements du muscle. Ainsi, les vaisseaux sanguins irriguant les muscles sont alternativement compressés et décompressés.

Le sang, qui apporte pour les muscles le dioxygène et les nutriments et qui évacue, après le travail musculaire, le dioxyde de carbone et les déchets, subit une modification du flux. Durant la contraction, les éléments transportés par le sang sont freinés, durant le relâchement, ils circulent librement. Ainsi, le muscle est alternativement approvisionné de ce qui lui est nécessaire et débarrassé des déchets.

Le travail musculaire statique se manifeste par une contraction prolongée du muscle. Le muscle contracté, compresse les vaisseaux sanguins qui ne laissent plus la libre circulation du sang. La conséquence du ralentissement du flux sanguin est l'impossibilité d'alimenter le muscle et de le débarrasser des déchets, il se fatigue et ne peut pas rester contracté longtemps.

Les muscles n'ont que la propriété de se raccourcir lors des excitations nerveuses. Il faut donc qu'un mécanisme les ramène à leur longueur de départ, c'est le rôle des muscles antagonistes.

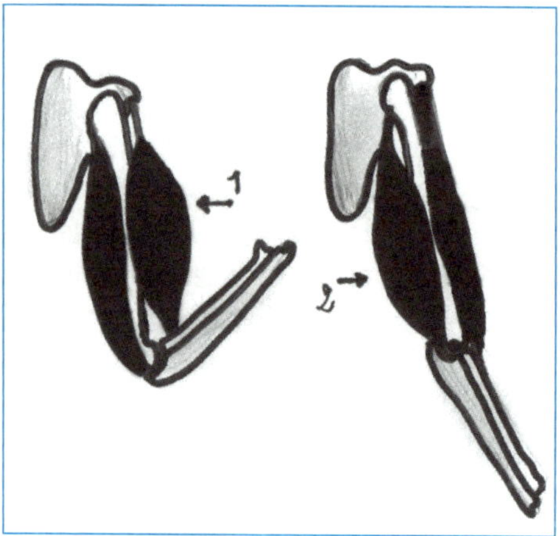

1. Le biceps se contracte : flexion.
2. Le triceps se contracte : extension.
Biceps et triceps = muscles opposés ou antagonistes.

Source : schéma d'auteur

TOP'PLUS

Pour bien travailler, le muscle a besoin de glucose, d'O_2 et d'eau. Afin de ne pas risquer d'accident musculaire, il est important de mettre en condition, c'est-à-dire d'échauffer l'ensemble des muscles, avant de se mettre en mouvement.

1.2 Les os

L'ensemble des os (le squelette) est organisé pour servir de charpente et de support aux mouvements.

Le squelette humain (vue antérieure)

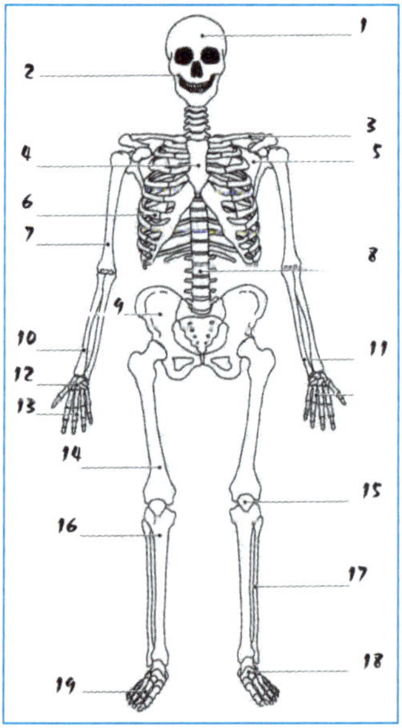

Tête : 1 os du crâne, **2** maxillaire supérieur et inférieur.
Tronc : 3 clavicule, **4** sternum, **5** omoplate, **6** côtes, **8** vertèbres, **9** bassin.
Membres supérieurs : 7 humérus
10 Radius, **11** cubitus, **12** carpes, **13** phalanges.
Membres inférieurs : 14 fémur, **15** rotule, **16** tibia, **17** péroné, **18** tarse, **19** phalanges.

Source : Foucher

1.3 Les articulations sont des contacts entre des os

- La plupart des articulations sont mobiles.
- Certaines sont semi-mobiles.
- D'autres sont fixes.

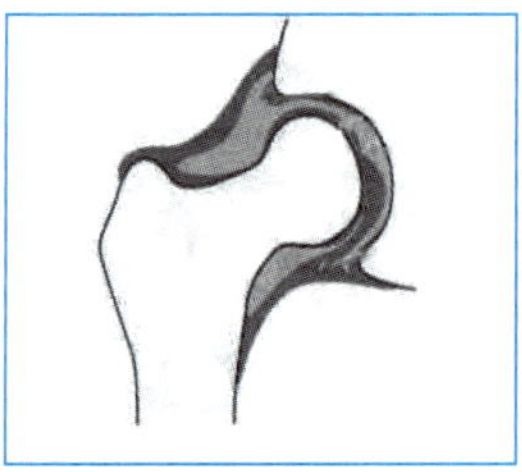

Articulation mobile synoviale : la hanche

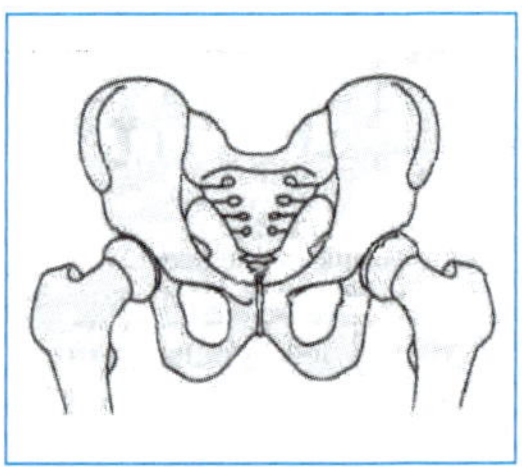

Articulation semi-mobile : le pubis

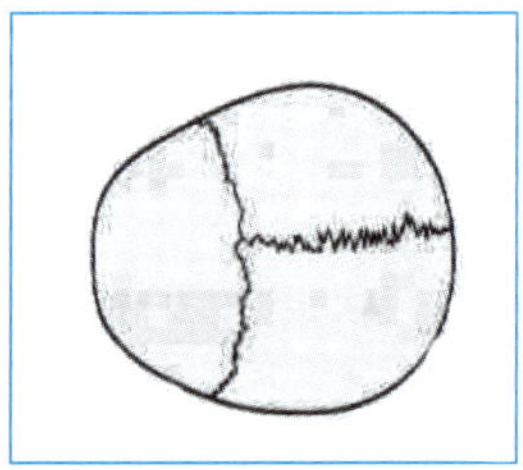

Articulation fixe : os du crâne

Source : Foucher

Les articulation mobiles ou synoviales permettent des mouvements de flexion, d'extension, de rotation (*exemple le coude, le genou, l'épaule…*).

Les articulations semi-mobiles ou cartilagineuses permettent des mouvements peu amples car le cartilage interosseux tient les os entre eux très serrés (*exemple le bassin*).

Les articulations fixes ou fibreuses sont souples à la naissance (*exemple les fontanelles du crâne*) elles se rigidifient ensuite. Elles permettent la croissance puis la protection du cerveau.

La marche met en œuvre tous les éléments de l'appareil locomoteur. Chez l'enfant, la marche s'acquiert vers 12 mois.

La maturité du cerveau, le développement des muscles chargés de la posture puis ceux du mouvement sont des éléments indispensables pour que l'enfant puisse marcher.

La marche met en œuvre des éléments actifs (les muscles des mollets et des cuisses principalement) et des éléments passifs (les os : fémur, tibia, péroné et les articulations : genoux, chevilles).

FICHE 25 LA CROISSANCE DE L'APPAREIL LOCOMOTEUR

Le suivi régulier des mesures de l'enfant (*taille / poids / périmètre crânien*) permet de vérifier l'évolution de sa croissance.
L'ossification et la dentition sont des indices de la croissance.

TOP'PLUS

L'ossification est un mécanisme qui permet la construction des os. Les os croissent en longueur et en largeur.
C'est dans la période embryonnaire que la base cartilagineuse se met en place. La phase d'ossification intervient ensuite, elle se termine très tard, vers 24 ans.

TOP'PLUS

La dentition est la formation et la sortie naturelle des dents. Les dents de lait apparaissent entre le 6e et le 34e mois puis tombent entre 6 et 12 ans pour laisser la place aux dents définitives.

1. LES ÉTAPES DE L'OSSIFICATION

Le tissu cartilagineux va progressivement se calcifier selon deux mécanismes.

1.1 Croissance osseuse en longueur

L'os est un tissu vivant, il est irrigué, le sang apporte les éléments nécessaires à sa vie et à sa construction. Le tissu cartilagineux de base se développe et se calcifie progressivement dès la vie embryonnaire et fœtale.

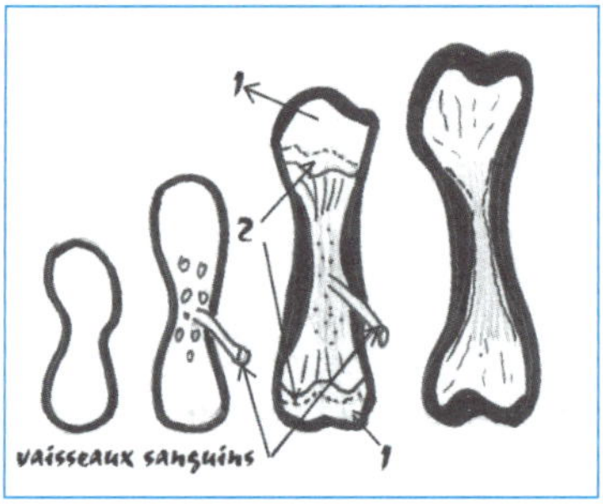

Une zone de l'os long se situant en haut et en bas de l'os (épiphyse **1**), reste cartilagineuse jusqu'à la fin de la croissance permettant le développement du tissu osseux, c'est le cartilage de conjugaison **(2)** (ou de croissance).

Source : schéma d'auteur

1.2 Croissance en épaisseur

La double activité au pourtour de l'os (périoste) et au centre de l'os (canal médullaire) permet la croissance l'os en épaisseur.

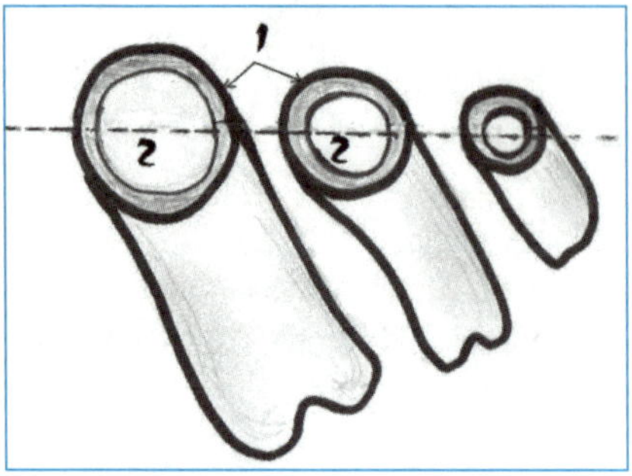

Source : Schéma d'auteur

Des cellules spécialisées (les ostéoblastes) fabriquent des couches osseuses au niveau du périoste 1 et d'autres cellules (les ostéoclastes) détruisent le tissu osseux au niveau du canal central 2 (le canal médullaire). Ainsi, l'os s'accroît en épaisseur.

1.3 Les étapes de l'ossification crânienne

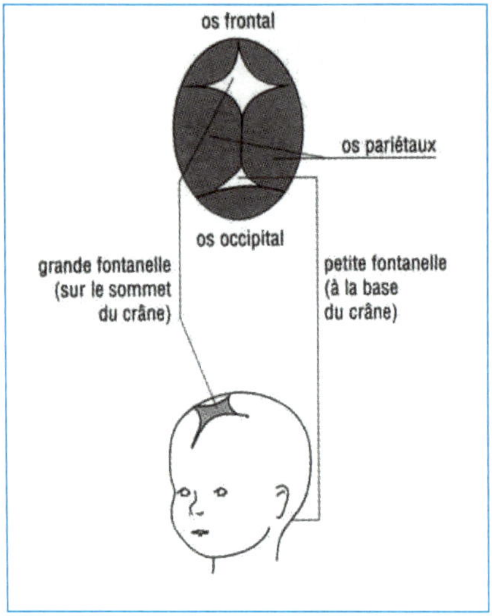

Source : *Biologie Humaine* Nathan technique

Les os du crâne chez le nouveau-né ne sont pas tous formés. Certains sont reliés par un tissu conjonctif souple : ce sont les deux **fontanelles** (une grande au sommet du crâne, l'autre plus petite, à la base du crâne).
Ainsi, la boîte crânienne laisse le cerveau se développer de manière importante.
Petit à petit, le tissu conjonctif se calcifie et les fontanelles seront alors rigides et fermées.
(*Petite fontanelle : 3 mois ;*
grande fontanelle : 18 mois environ.)

1.4 L'aspect morphologique de l'enfant

Celui d'un enfant de 2 ans et celui d'un enfant de 6 ans sont bien différents.

• Les proportions du corps sont différentes. La tête du nouveau-né représente un quart de sa hauteur totale. Petit à petit, les proportions se modifient.

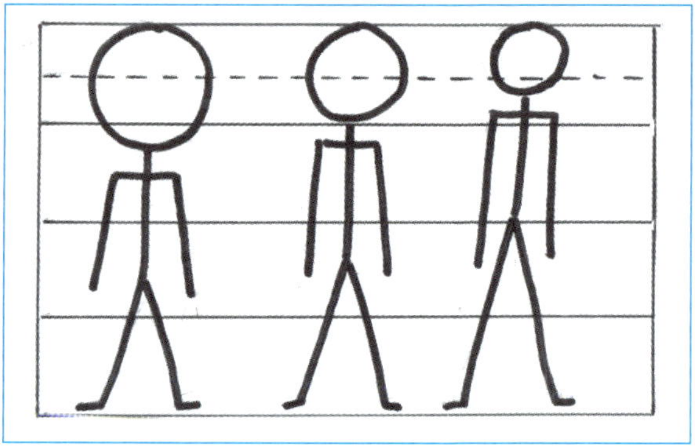

nouveau-né 2 ans adulte

Source : Schéma d'auteur

- Les attitudes posturales sont conditionnées par les courbures de la colonne vertébrale. Du fait que ces courbures se modifient lors de la croissance de l'enfant, les attitudes varient.
- Les postures des membres évoluent également. Le nouveau-né a les jambes et les bras repliés sur le ventre (en position fœtale). Avant d'avoir les jambes droites, vers 6 ans, l'enfant de 2 ans a les jambes légèrement courbées (arquées).

2. LES MESURES DE LA CROISSANCE

Afin de suivre l'évolution de la croissance d'un enfant, trois types de mesures sont effectuées régulièrement et leurs résultats sont reportés sur son carnet de santé.

2.1 La mesure du poids

Une balance permet de mesurer l'évolution pondérale. Les résultats sont reportés sur un graphique.

2.2 La mesure de la taille

Une toise permet de mesurer l'évolution staturale. Les résultats sont reportés sur un graphique.

2.3 La mesure du tour de la tête

La mesure du périmètre crânien s'effectue à l'aide d'un mètre-ruban. Elle permet de contrôler l'évolution de la croissance du cerveau.

2.4 La courbe staturo-pondérale

Elle est obtenue par la succession de points correspondant au croisement de l'âge et du poids ou de la taille. On relie ensuite tous les points successifs. Sur les courbes de croissances imprimées sur les carnets de santé, une zone grisée, entre deux traits, indique l'écart maximal et l'écart minimal de la courbe moyenne souhaitable. Ainsi, malgré les différences de taille et de poids à la naissance, la croissance des enfants peut rester dans l'écart moyen montrant que la croissance est harmonieuse.

Exemple :

Courbe de poids

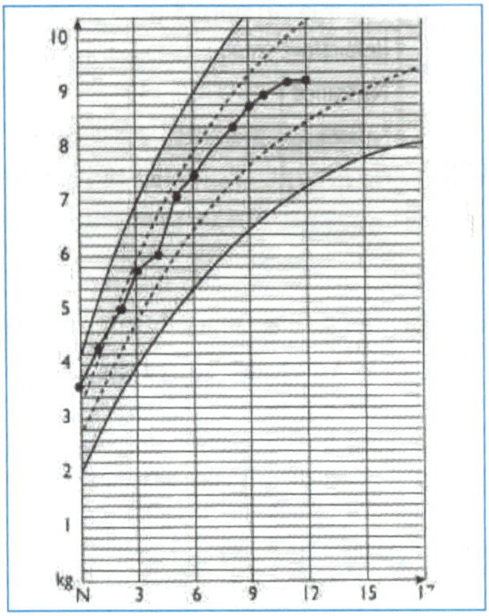

Courbe de taille

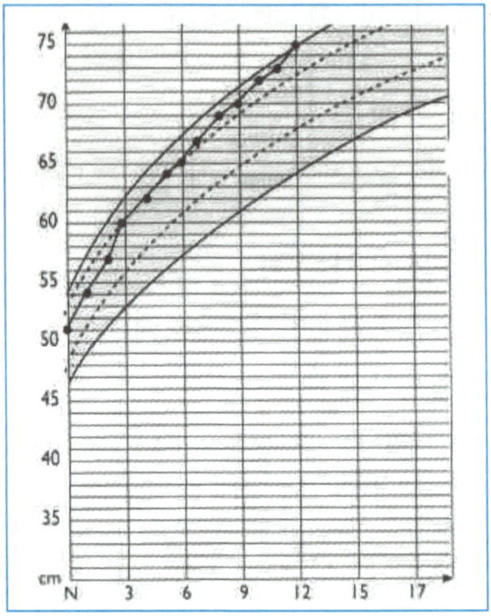

Un enfant à sa naissance pèse en moyenne 3,2 kg et mesure 50 cm.
À un an, l'enfant triple son poids de naissance et pèse environ 10,4 kg, il mesure 75 cm, à quatre ans son poids est de 16 kg et sa taille de 102 cm. Ce sont des nombres indicatifs n'ayant pas valeur de normes absolues.

FICHE 26 L'HYGIÈNE DE L'APPAREIL LOCOMOTEUR

Afin que la croissance de l'enfant s'effectue dans de bonnes conditions, un certain nombre de facteurs sont à prendre en compte.

1. LES FACTEURS FAVORABLES À LA CROISSANCE

- Une alimentation équilibrée, variée et riche en calcium et en phosphore.
- L'action de certaines hormones qui régulent la croissance des os en agissant sur le mécanisme de l'ossification.
- L'hygiène de vie :
  - l'action de l'hormone de croissance, qui est libérée pendant le sommeil lent et profond ;
  - les sorties régulières en plein air, indispensables pour que le soleil (les ultraviolets) agisse sur certains corps gras de la peau afin de les transformer en vitamine D (vitamine liposoluble nécessaire à la fixation du calcium sur les os) ;
  - l'activité physique (jeux divers), qui permet que les muscles stimulent la circulation sanguine des os, les nourrissant davantage, donc favorisant leur croissance.

Mais certains enfants peuvent être atteints de rachitisme.

2. LE RACHITISME

C'est une maladie du squelette. Le manque de vitamine D entraîne une mauvaise ossification, ainsi l'enfant a des signes physiques caractéristiques : les jambes arquées (déformation des tibias), un ramollissement du crâne, un retard de la fermeture des fontanelles, des déformations des pieds. C'est entre 3 mois et 2 ans que l'on peut constater un rachitisme. Le moyen de prévenir l'apparition de celui-ci est la prise de vitamine D de synthèse dès la naissance et les sorties régulières dans la journée, afin de profiter des UVB du soleil. Toutefois, il est bon de signaler que le surdosage de vitamine D peut avoir de graves conséquences. C'est donc le médecin qui prescrit la posologie (dosage et nombre de prises du médicament).

L'enfant doit apprendre à se positionner et à porter correctement afin d'éviter de déformer son squelette.

3. LES DÉFORMATIONS DU SQUELETTE

Ce sont des accentuations anormales des courbures naturelles de la colonne vertébrale.

Scoliose	Lordose	Cyphose
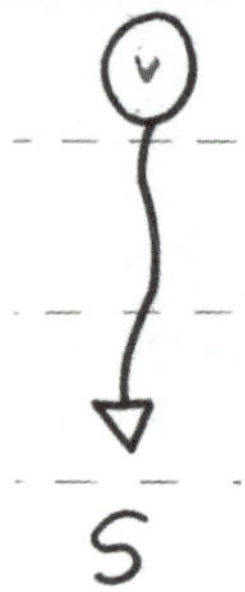	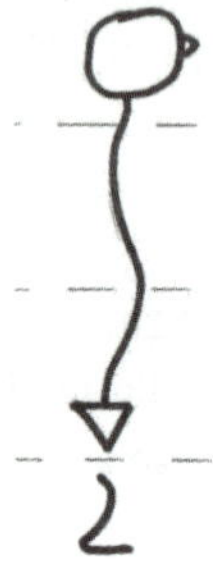	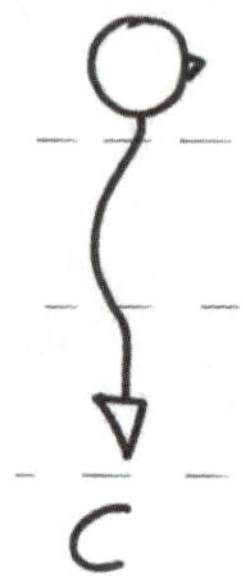
C'est une déviation latérale de la colonne vertébrale.	C'est une exagération de la cambrure lombaire.	C'est une accentuation de la courbure dorsale. (aspect bossu)

Source : schémas d'auteur

Afin d'éviter ces déformations, il est indispensable de respecter diverses attitudes de prévention et d'adapter le matériel à l'activité.

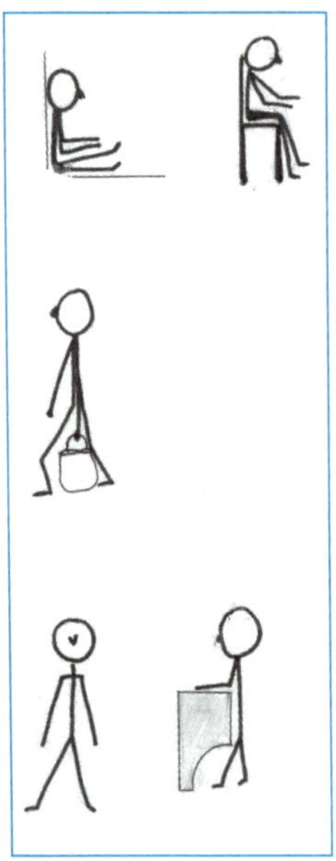

Quelques règles à respecter :
- assis, avoir un appui adapté du dos ;
- s'approcher le plus possible de l'objet à déplacer ;
- écarter, décaler les pieds et plier les jambes avant de saisir un objet ;
- ne pas faire de gestes au-delà des zones décrites par les avant-bras ou les bras ;
- debout devant un poste de travail, adapter celui-ci au type d'activité à réaliser et se positionner le plus près possible.

Source : schémas d'auteur

FICHE 27

LES FONCTIONS DE NUTRITION

Fiche 21

Les cellules vivent, travaillent, se reproduisent et meurent.
Pour fonctionner, les cellules du corps ont besoin :

- de **nutriments**, apportés par la digestion des aliments ;
- d'**eau** ;
- du **dioxygène** (O_2) apporté par l'air inspiré.

L'activité cellulaire produit de l'énergie et des déchets indésirables (le dioxyde de carbone (CO_2) et des déchets autres).
Certains appareils du corps agissent en complémentarité afin de gérer l'ensemble de cette fonction.

1. L'APPAREIL DIGESTIF

Fiche 33

L'appareil digestif, au moyen d'actions physiques (mâcher, écraser) et chimiques (sucs digestifs), prépare et assure l'assimilation des nutriments qui passent dans les vaisseaux sanguins.
Les nutriments provenant de la digestion des lipides passent d'abord dans les vaisseaux lymphatiques.

2. L'APPAREIL RESPIRATOIRE

L'appareil respiratoire, au niveau des poumons, permet le passage de l'O_2 dans le sang.

3. L'APPAREIL CIRCULATOIRE

L'appareil circulatoire conduit dans ses vaisseaux sanguins les nutriments, l'eau et l'O_2 en direction des cellules du corps. Celles-ci utilisent ces molécules et ces gaz et se débarrassent des déchets produits.

La circulation sanguine se fait de manière continue. Les déchets sont récupérés par les vaisseaux sanguins, qui les conduisent vers des appareils capables de les évacuer.

L'appareil excréteur filtre le sang puis évacue les déchets qui circulent.
L'appareil respiratoire, au cours de l'expiration, élimine le CO_2.

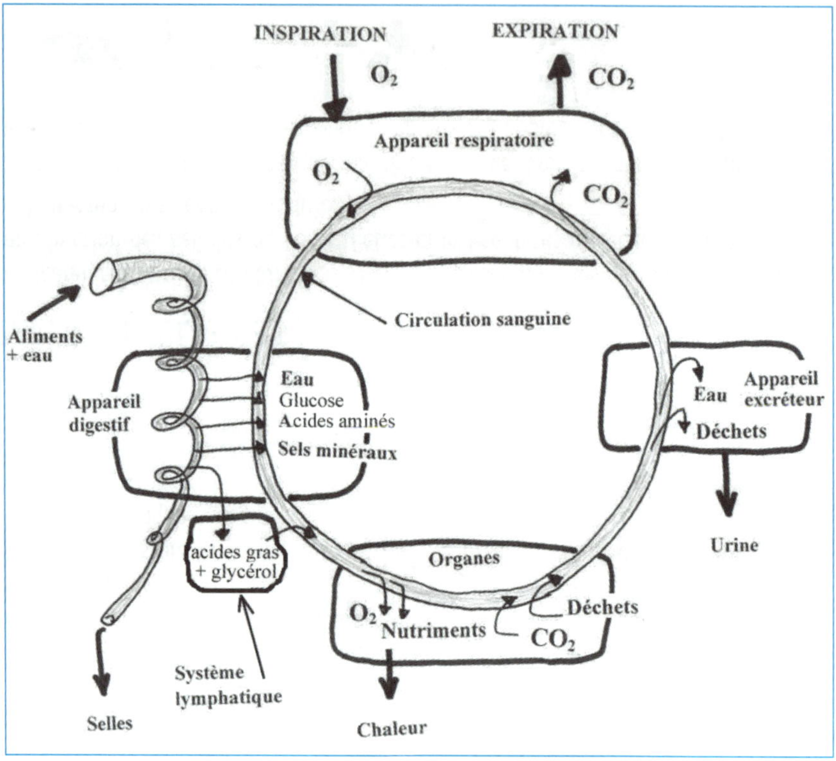

Schéma simplifié de mise en correspondance des composantes de la fonction nutrition

Source : schéma d'auteur

Conclusion :

L'ensemble de ces étapes s'exécute en continu. La plupart de ces appareils ou systèmes prennent en charge deux actions : « faire entrer » dans le sang les gaz ou les substances utiles et « faire sortir du sang » l'ensemble des déchets.

Ces deux actions sont fondées sur le principe d'échange simple : un mécanisme à double mouvement : aller vers une zone ou sortir de cette même zone.

FICHE 28 L'ORIGINE DES CONTAMINATIONS

Les micro-organismes vivant dans un milieu particulier constituent un ensemble : les flores microbiennes.

1 LES DIFFÉRENTES FLORES

1.1 Les types de flore

• La flore de l'eau peut contenir des agents pathogènes responsables de maladies telles que la poliomyélite, la légionnellose, la typhoïde.

• La flore de la terre, qui permet la décomposition des déchets végétaux, peut contenir des bactéries du tétanos, des champignons microscopiques responsables de mycoses.

• La flore de l'air contient des poussières, supports de micro-organismes sous forme végétative ou de spores, des gouttelettes de salive contenant :
– des bactéries responsables de maladies telles que la coqueluche, la scarlatine ;
– de virus responsables de maladies telles que la rubéole, la grippe.

Fiche 41

• La flore alimentaire, qui contient des micro-organismes pouvant être utiles à la fabrication d'aliments (les fromages) ou nocifs, entraînant des toxi-infections telles que la salmonellose, la listériose.

• Les flores humaines sont présentes sur la peau et les muqueuses ainsi que dans les voies digestives, respiratoires et génitales.

1.2 Les caractéristiques des flores humaines

Elles peuvent être :
– **résidentes** : constituées principalement de bactéries, elles ne sont pas pathogènes lorsque la personne est en bonne santé. La flore cutanée se nourrit des sécrétions de la peau et des muqueuses, de cellules mortes, elle a un rôle protecteur ;
– **transitoires** : elles sont constituées de micro-organismes provisoirement installés sur le corps, qui sont souvent pathogènes.

2. LES SOURCES DE CONTAMINATION

La contamination peut se faire à partir d'un réservoir de germes qui abrite une flore particulière :
– d'une personne infectée à une autre (contamination directe) ;
– à l'aide d'un intermédiaire (contamination indirecte).

La contamination directe s'effectue d'un individu porteur du micro-organisme à un individu sain, généralement à la suite d'un contact physique.

La contamination indirecte s'effectue par l'intermédiaire d'un vecteur qui peut être un animal (*le rat transmet la peste*), un objet (*une tétine mal stérilisée transmet une candidose*), un aliment (*l'eau souillée transmet le choléra*).

3. LES VOIES DE PÉNÉTRATION

Une infection se déclare lorsque le micro-organisme a pénétré dans l'organisme et commence à s'y développer.
Les micro-organismes peuvent avoir comme origine :
- la personne elle-même : **contamination endogène** ;
- l'environnement humain ou matériel : **contamination exogène.**

Les micro-organismes peuvent pénétrer dans le corps humain par :
- la voie cutanée : à l'occasion d'une lésion de la peau ou des muqueuses (*exemple : le tétanos*) ;
- la voie respiratoire : en inhalant de l'air pollué ou confiné (*exemples : tuberculose, grippe)* ;
- la voie digestive : par absorption d'aliments ou d'eau contaminés (*exemples : salmonellose, botulisme*) ;
- la voie sanguine : par blessure ou injection avec du matériel non stérile (*exemples : hépatite C, SIDA*) ;
- la voie génitale : à l'occasion du contact entre sperme et sécrétions vaginales (*exemples : syphilis, hépatite B*).

FICHE 29

LE POUVOIR PATHOGÈNE DES MICRO-ORGANISMES

Les micro-organismes regroupent des organismes unicellulaires tels que les protozoaires, les champignons, **les bactéries.**
Les **virus** constituent une catégorie particulière, ils sont des parasites intracellulaires obligatoires.

1. LES BACTÉRIES

Des bactéries sont utilisées dans l'industrie alimentaire ou pharmaceutique, d'autres sont à l'origine de maladies.

La bactérie est un organisme unicellulaire dont la taille est de l'ordre micromètre (1/1 000 de mm).
Elle peut être de forme ronde (coque), en bâtonnet (bacille), en spirale (vibrion).
La structure de la bactérie comprend :
– des éléments permanents : paroi, membrane cytoplasmique, cytoplasme, ribosome, chromosome ;
– des éléments facultatifs : pili, flagelle, plasmide, capsule.

Forme et structure de la bactérie

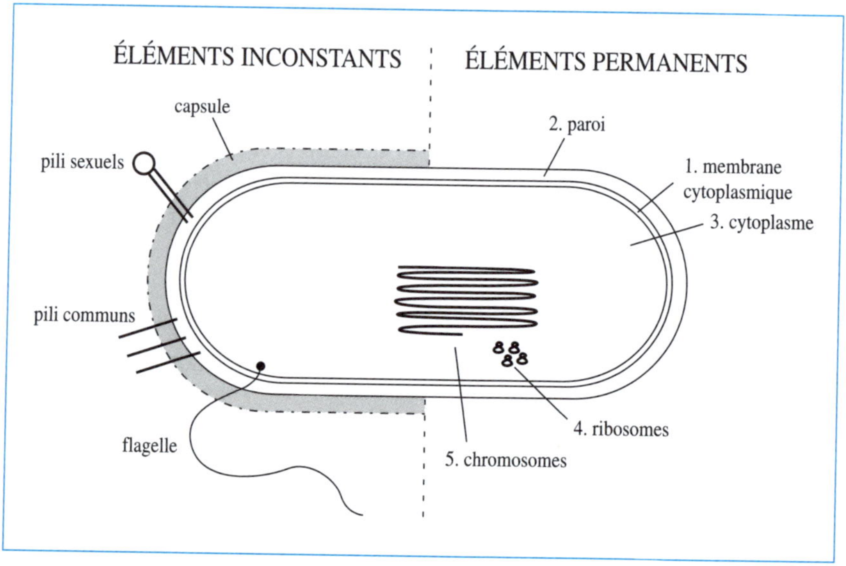

Les conditions de vie des bactéries

– Les besoins nutritifs

Ils peuvent être caractérisés à partir d'éléments chimiques présents dans leur milieu de vie.

• **Carbone**

la bactérie peut être :
- autotrophe : elle utilise le CO_2 comme seule source de carbone ;
- hétérotrophe : elle extrait le carbone en dégradant des molécules.

• **Dioxygène**

la bactérie peut être :
- aérobie : le dioxygène est indispensable à son développement ;
- anaérobie : le dioxygène la détruit ;
- aéro-anaérobie : elle s'adapte à l'absence ou à la présence de dioxygène.

• **Sources d'énergie**

la bactérie peut être :
- phototrophe : elle transforme l'énergie de la lumière en énergie utile ;
- chimiotrophe : elle tire l'énergie de la dégradation des substances chimiques.

• **Azote**

la bactérie trouve l'azote dans l'atmosphère ou dans la dégradation de produits azotés ou de composés organiques.

– Les conditions de vie

Des facteurs physiques conditionnent le développement des bactéries.

Facteurs physiques	Conséquences sur le développement
Température 18 °C à 40 °C 0 °C à 5 °C 60 °C à 120 °C	Multiplication Ralentissement Destruction
pH Acide Neutre Basique	Destruction Multiplication Destruction
Humidité Très humide Sec	Multiplication Destruction

2. LA MULTIPLICATION DES BACTÉRIES

Elle se reproduit par division cellulaire ou **scissiparité**, la bactérie mère s'allonge, le chromosome se réplique, la paroi se scinde : il en résulte deux bactéries filles identiques à la bactérie mère.

La durée nécessaire à cette division est le **temps de génération**.

Lorsque les conditions sont défavorables, certaines bactéries se transforment en **spores** afin de survivre en attendant des conditions plus favorables et de reprendre une vie végétative.

3. LE POUVOIR PATHOGÈNE

3.1 Les bactéries pathogènes

Certaines bactéries provoquent des maladies, elles sont **pathogènes**.
Ce pouvoir dépend de plusieurs éléments :

- le **pouvoir invasif ou virulence**

Les bactéries ont la capacité d'envahir et de proliférer dans l'organisme.

Fiche 41

- le **terrain**

La bactérie peut être abritée par une personne qui n'a aucun signe de la maladie, mais qui peut transmettre l'infection, cette personne est un **porteur sain** ou **asymptomatique**.

- la **toxicité**

Certaines bactéries ont la capacité de produire des toxines :
– soit en les sécrétant à partir du point d'infection, ce sont des **exotoxines**. Elles sont thermosensibles (détruites par la chaleur) ;
– soit en les libérant au moment de leur mort, ce sont des **endotoxines**. Elles sont thermorésistantes (insensibles aux températures élevées).

3.2 Les bactéries pathogènes spécifiques ou opportunistes

- **Les micro-organismes pathogènes spécifiques**

Ils nuisent à l'organisme qu'ils ont infecté, ils sont à l'origine des maladies infectieuses.

- **Les micro-organismes opportunistes**

Ils sont habituellement inoffensifs dans un organisme en bonne santé, mais si les défenses immunitaires sont affaiblies ou si la personne est en mauvaise santé, ils deviennent pathogènes.

4. LES VIRUS

Le virus est un agent infectieux visible au microscope électronique. Il ne peut vivre que dans un environnement cellulaire. Il parasite la cellule.
La taille du virus est de l'ordre du nanomètre (1 millionième de mètre).
Il possède un seul acide nucléique : l'ADN ou l'ARN.
Il est entouré d'une coque : la **capside**, constituée de **capsomères**.
Certains virus possèdent une enveloppe, d'autres sont nus.
Exemples : Virus de la rubéole : acide nucléique ARN.
Virus de l'hépatite B : acide nucléique ADN.

Sa structure peut être à symétrie cubique, hélicoïdale ou complexe.

Le virus a un pouvoir pathogène élevé, la multiplication virale à l'intérieur de la cellule provoque la mort de la cellule-hôte, le virus peut également modifier le patrimoine génétique, entraîner une mutation cellulaire et une pathologie.

FICHE 30

LA RÉSISTANCE DE L'ORGANISME À L'INFECTION MICROBIENNE

L'immunité met en jeu des mécanismes contre les agressions des agents extérieurs.

1. L'IMMUNITÉ NON SPÉCIFIQUE

L'organisme met en place des moyens de défense. **C'est un fonctionnement de mécanismes de neutralisation et de destruction quel que soit l'agresseur.**

- **La peau et les muqueuses**

La peau et le mucus recouvrant les muqueuses sont des barrières qui s'opposent de façon efficace à la pénétration des micro-organismes.

- **La phagocytose**

C'est un processus qui permet d'éliminer les micro-organismes pathogènes grâce aux macrophages, aux granulocytes. Les granulocytes sont des cellules sanguines qui se déforment facilement (**diapédèse**) et s'attaquent aux éléments de petite taille ; les macrophages sont des grosses cellules capables de digérer de plus gros éléments.

- **La réaction inflammatoire**

Elle s'accompagne de signes tels que chaleur, rougeur, douleur, œdème.

2. L'IMMUNITÉ SPÉCIFIQUE

C'est un fonctionnement de mécanismes de neutralisation et de destruction contre un agresseur donné.

L'organisme réagit à l'introduction de substances étrangères : les **antigènes**, par la production d'anticorps capables de se combiner avec eux et de les neutraliser. C'est une réaction d'**immunité humorale.**
Les micro-organismes ayant pénétré dans l'organisme et n'ayant pas été éliminés par la phagocytose seront neutralisés ou tués par les anticorps produits contre les antigènes.

Certains ont un développement intracellulaire et sont protégés contre l'action des anticorps (*exemple : les virus*).
L'organisme développe alors une réaction d'**immunité cellulaire** : le contact de l'antigène avec l'organisme provoque la formation de lymphocytes T cytotoxiques capables de reconnaître les cellules contenant les micro-organismes intracellulaires et de détruire les cellules, rendant les micro-organismes accessibles pour les anticorps.

3. La vaccination, la sérothérapie

3.1 La vaccination

C'est l'administration d'un vaccin ayant pour effet de conférer une immunité active, spécifique d'une maladie.

Mode d'action

L'immunisation active n'apparaît que plusieurs jours ou plusieurs semaines après l'administration du vaccin, la vaccination représente le plus souvent un moyen de prévention contre une infection donnée. Mais elle peut être utilisée pour renforcer les défenses de l'organisme contre une infection déjà installée (vaccinothérapie).

Les vaccins sont constitués de micro-organismes, de virus, ou de toxines qui ont été traités afin qu'ils perdent leur pouvoir pathogène ou leur pouvoir toxique tout en gardant leur pouvoir antigénique.

L'injection d'un vaccin provoque la formation d'anticorps qui protègent l'organisme contre une infection.
La première injection d'un vaccin provoque une production d'anticorps faible.
La deuxième injection provoque une production d'anticorps plus forte et plus rapide : les lymphocytes ont gardé en mémoire le premier contact.

La troisième injection (ou deuxième rappel d'un vaccin) entraîne une production encore plus forte et plus rapide.

L'intérêt des injections de rappel est de renforcer la mémoire immunitaire et d'augmenter la production d'anticorps circulants. C'est une immunité acquise active. La vaccination a un rôle préventif.

Caractéristiques de l'immunité

Elle est :
- active : l'organisme fabrique lui même des propres anticorps ;
- tardive : l'immunité n'est effective qu'après la série d'injections ;
- durable : son action dure plusieurs années si les rappels sont faits dans les délais.

3.2 La sérothérapie

C'est l'utilisation thérapeutique du sérum prélevé sur des sujets immunisés contre une maladie infectieuse.

Lorsque l'organisme n'a pas acquis l'immunité nécessaire pour résister à l'invasion microbienne, une autre méthode, **la sérothérapie, permet d'apporter directement les anticorps. Le sérothérapie a un but curatif.** Elle peut être utilisée dans certains cas comme méthode préventive pour protéger un individu exposé à un agent infectieux spécifique (*exemple : personne blessée non protégée par le vaccin contre le tétanos*).

Caractéristiques de l'immunité

Elle est :

- passive : l'organisme reçoit les anticorps ;
- immédiate : elle commence dès l'injection ;
- temporaire : son action dure environ 3 semaines.

4. L'ÉVOLUTION DU SYSTÈME IMMUNITAIRE CHEZ L'ENFANT

L'étude des variations de la concentration des anticorps est un bon moyen pour apprécier l'évolution des capacités de réponse immunitaire chez l'enfant.

- Les **IgM** sont à un taux très faible à la naissance. Sous l'influence des stimulations antigéniques exogènes, ce taux s'élève pour atteindre 80 % du taux de l'adulte à l'**âge de 1 an** (1 à 2 g/l).

- Les **IgG** sont, à la naissance, à un taux analogue à celui de l'adulte (10 à 12 g/l) car ces anticorps traversent le placenta et sont donc transmis passivement de la mère à l'enfant.
Les IgG maternelles sont peu à peu éliminées et leur taux atteint un minimum vers le milieu de la 1re année de vie. Ensuite le taux s'élève pour atteindre 80 % du taux de l'adulte vers l'**âge de 1 an.**

- Les **IgA** ont un taux faible à la naissance. Ce taux s'élève très lentement pour atteindre 50 % du taux adulte (1,5 à 3 g/l) vers l'**âge de 1 an.**

Le nouveau-né a des anticorps maternels qui lui ont été transmis passivement *in utero*. Durant la première année son système immunitaire va se développer. Les vaccinations vont lui conférer une immunité active.

TOP'DÉFINITIONS

Antigène : c'est une substance chimique isolée ou portée par une cellule ou un micro-organisme. Introduite dans l'organisme, elle est susceptible de provoquer une réaction spécifique du système immunitaire visant à la détruire ou à la neutraliser.

Diapédèse : c'est la migration des granulocytes hors des capillaires sanguins, vers les tissus.

IgM : immunoglobuline, les immunoglobulines sont doués de propriétés immunitaires et ont une fonction d'anticorps dans l'organisme. Les immunoglobulines sont répartis en 5 classes : immunoglobulines G (IgG), immunoglobulines A (IgA), immunoglobulines M (IgM), immunoglobulines E (Ig E), immunoglobulines D (Ig D).

Immunité : c'est l'ensemble des mécanismes de défense d'un organisme contre les éléments étrangers en particulier les agents infectieux (virus, bactéries, parasites).

FICHE 31 LES SECTEURS À RISQUES DE CONTAMINATION POUR LE JEUNE ENFANT

1. LES SECTEURS À RISQUES

- **Chez l'assistante maternelle**

Lola (16 mois) est gardée par son assistante maternelle. Lola joue dans le salon et porte à la bouche le jouet de Manuel. Elle suit Manuel (3 ans) dans les toilettes, puis elle va dans la salle à manger avec son pot. L'assistante maternelle intervient et ramène Lola dans le salon aménagé pour la garde des enfants.

Les secteurs à risques de contamination pour le jeune enfant au domicile sont : les toilettes, la salle de bain, les pièces les plus fréquentées.

- **À la halte-garderie ou en crèche**

Marie emmène son petit garçon Raphaël (19 mois) à la halte-garderie. Marie s'entretient avec la directrice, Raphaël s'assoit sur le sol. Pour se relever, il s'aide de ses mains et court vers Annie, l'éducatrice qui le sollicite pour une activité.

Les secteurs à risques de contamination pour le jeune enfant en collectivité (crèche, halte-garderie) sont : l'entrée (les personnes venant de l'extérieur ne changent pas de chaussures…), la salle d'activités (jouets collectifs, tapis de jeux…), les toilettes et la salle des changes.

- **À l'école maternelle**

Anaïs (3 ans) et Anna (4 ans) sont allées aux toilettes. Les deux enfants jouent avec le savon et échangent leurs petites serviettes de toilette en riant. Nora, l'ATSEM intervient.

Les secteurs à risques de contamination pour le jeune enfant en maternelle sont : les toilettes (siège des toilettes, robinets, pain de savon…), la classe (jouets collectifs, table…) et la salle de repos (matelas sur le sol).

2. LES MESURES PRÉVENTIVES

L'hygiène des mains a pour but d'éliminer les souillures visibles et la quantité de micro-organismes présents, **de prévenir la transmission manuportée.**

Fiche 22

TOP'PLUS

Le lavage simple des mains élimine les souillures et la plus grande partie de la flore transitoire. Le lavage antiseptique ou hygiénique élimine les souillures et la flore transitoire et réduit la flore résidente.

Le respect des circuits spécifiques des matériels, des produits et des personnes (linge, matériel, aliments, déchets…) limitent la contamination aéroportée.

La tenue professionnelle protège contre les contaminations environnementales. Elle vise à protéger l'usager d'une contamination. Les chaussures sont toujours lavables. **Le port de gants** est obligatoire si l'opérateur est en contact avec des produits biologiques humains (sang, selles liquides…), du linge ou du matériel souillé. **Le port de coiffe, de surblouse est réservé à des usages définis dans des protocoles.**

TOP'DÉFINITIONS

Contamination : introduction ou présence de micro-organismes indésirables dans un milieu, dans le corps humain.

Transmission manuportée : transmission des micro-organismes par contact direct avec les mains.

Transmission aéroportée : l'air se charge de micro-organismes au contact du sol, mais aussi en retenant les particules de sécrétions émises en toussant, en parlant, en respirant.

PARTIE III

Nutrition Alimentation

FICHE 32 LES BESOINS NUTRITIONNELS DE L'ENFANT

L'alimentation de l'enfant doit assurer son développement et sa croissance.

1. LES DIFFÉRENTS TYPES DE BESOINS

Les besoins de l'organisme varient suivant l'âge, le poids, le climat, l'état de santé, l'activité physique.

Besoins	Justifications
D'énergie	Glucides → énergie musculaire Lipides → énergie thermique Rôle énergétique
D'éléments bâtisseurs	Protéines → croissance, réparation des tissus Rôle plastique
D'éléments minéraux, d'eau	Calcium, phosphore… → développement, croissance Rôle plastique et rôle fonctionnel pour l'eau
D'éléments déclencheurs	Vitamines → réalisation des réactions biochimiques Rôle fonctionnel

TOP'PLUS

Le lait est l'aliment exclusif du nourrisson, il couvre ses besoins énergétiques, protidiques, calciques. Pour l'enfant, le lait ou le fromage reste un aliment essentiel car c'est une source de calcium indispensable à l'édification du squelette.

2. LES APPORTS CONSEILLÉS

L'alimentation de l'enfant doit assurer son développement et sa croissance. La ration alimentaire doit être établie pour répondre aux besoins de l'organisme.

2.1 La répartition de la ration énergétique

Elle est d'environ 7 500 kJ pour un enfant entre 4 et 6 ans.

Les constituants énergétiques sont répartis de la façon suivante au cours de la journée :

Constituants alimentaires	Répartition
Protéines	12 % de la ration quotidienne dont la moitié des protides d'origine animale et l'autre moitié d'origine végétale
Lipides	33 % de la ration quotidienne dont 1/3 d'acides gras saturés et 2/3 d'acides gras insaturés
Glucides	55 % de la ration quotidienne dont 80 % de glucides à absorption lente et 20 % de glucides à absorption rapide

2.2 La journée alimentaire d'un enfant de 4 ans

Petit déjeuner	Déjeuner	Goûter	Dîner
Lait 200 ml	Crudités 120 g	Lait 150 g	Légumes frais 150 g
Pain 40 g	Viande ou poisson ou œufs 45 g	Biscottes 40 g	Fromages 20 g
Beurre 10 g	Féculents 40 g	Miel 10 g	Fruits 150 g
Sucre ou Confiture 10 g	Yaourt 120 g	Fruits ou jus 150 g	Pain 20 g
Fruits 100 g	Fruits cuits 120 g		

Fiche 35

TOP'PLUS

Les féculents doivent alterner avec les légumes frais.

Il convient de proposer au moins deux crudités par jour et 1/2 l de lait ou l'équivalent en fromage. Il ne faut pas supprimer un groupe d'aliments.

FICHE 33

LA PHYSIOLOGIE DE LA DIGESTION ET DE L'ABSORPTION

La digestion est l'ensemble des phénomènes chimiques et mécaniques qui permet la transformation des aliments en petites molécules assimilables par l'organisme : les nutriments.

1. ANATOMIE ET CARACTÉRISTIQUES

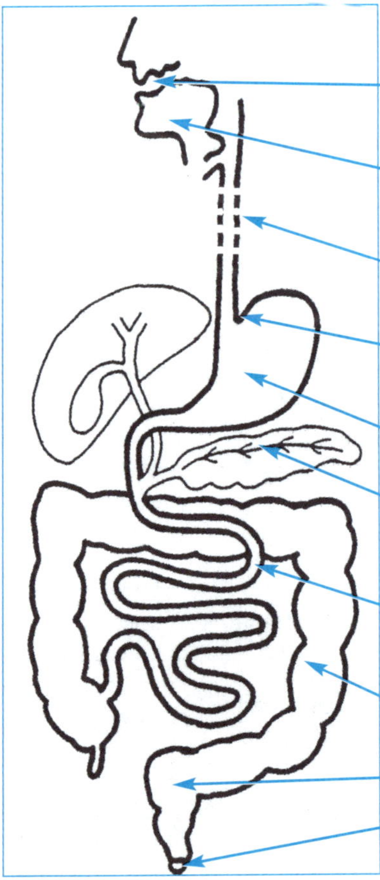

2. PHYSIOLOGIE

Des actions mécaniques et chimiques dans chaque organe permettent progressivement la transformation des aliments.

Organes	Action mécanique	Action chimique
Bouche	Succion puis mastication vers 1 an.	Réduite chez le nourrisson puis prédigestion progressive des amidons par l'amylase salivaire.
Estomac	Brassage.	Prédigestion des protéines par les enzymes du suc gastrique.
Intestin grêle	Émulsion des lipides grâce à la bile. Progression du contenu grâce à des contractions (mouvements péristaltiques).	Fin de la dégradation des aliments par le suc pancréatique et les sucs intestinaux.
Gros intestin ou côlon	Progression des déchets de la digestion vers le rectum et le colon.	Fermentation et déshydratation des déchets.

3. SUBSTANCES ASSIMILABLES RÉSULTANT DE LA DIGESTION

Les aliments transformés au cours de la digestion sont devenus de petites molécules appelées nutriments, capables de traverser la paroi de l'intestin grêle et donc assimilables par l'organisme : **c'est l'absorption**.

Grosses molécules présentes dans les aliments avant la digestion	Substances assimilables ou nutriments
Sels minéraux – Eau – Vitamines	Sels minéraux – Eau – Vitamines (Pas de transformation)
Amidon – Glucides	Glucose – Fructose – Galactose
Protéines	Acides aminés
Lipides	Acides gras et glycérol

Les fibres sont éliminées avec les déchets dans le rectum.

FICHE 34 L'ÉVOLUTION DES FONCTIONS DIGESTIVES – L'HYGIÈNE DE LA DIGESTION

1. L'ÉVOLUTION DES FONCTIONS DIGESTIVES DE L'ENFANT ET DE SON ALIMENTATION

Au cours de la première année, les modifications fonctionnelles des organes de l'appareil digestif de l'enfant sont à l'origine de l'évolution de son alimentation.

Âge	Caractéristiques des fonctions digestives	Conséquences sur l'alimentation
0 à 2 mois	Petit volume de l'estomac. Flore microbienne abondante. Peu de sécrétions de sucs digestifs. Une enzyme : la lipase agit sur la digestion du lait. Absence de dents. Œsophage court. Intestin très long.	→ Ration fractionnée en 6 repas. → Nécessité de désinfecter les biberons. → Le lait est l'aliment le plus adapté au nourrisson. → Régurgitations fréquentes. → Selles fréquentes. Digestion rapide.
3 à 6 mois	Les réserves de fer provenant de la mère s'épuisent. À 5 mois, sécrétion de l'amylase salivaire. À 6 mois, sécrétion par le suc pancréatique d'une enzyme (une protéase).	→ Utilisation de laits infantiles enrichis en fer. → Introduction de farines diastasées ou dextrinisées. → Introduction des viandes. → 4 repas par jour.
6 à 12 mois	Plusieurs dents.	→ Alimentation de plus en plus diversifiée et en morceaux.

2. L'HYGIÈNE GÉNÉRALE DE LA DIGESTION

Les conditions liées à la prise des repas ont une influence sur la digestion.

2.1 Les facteurs favorables à une bonne digestion

Pour favoriser la digestion chez l'enfant, il est recommandé :

- d'adopter une bonne position pendant la tétée du nourrisson ;
- d'attendre le rot avant de coucher le nourrisson ;
- de respecter les rations alimentaires ;
- de donner les repas dans le calme ;
- de respecter des horaires réguliers ;
- d'insister sur le petit déjeuner chez l'enfant.

2.2 Les caractéristiques des selles du nourrisson

L'observation des selles du nourrisson est un critère d'appréciation du fonctionnement de son appareil digestif.

Le nourrisson au sein	Selles semi-liquides, de couleur jaune or avec un pH acide – 2 à 4 selles par jour (5 à 6 chez le nouveau-né)
Le nourrisson au biberon	Selles de couleur jaune clair ou brunâtre, d'odeur fade – 1 à 2 selles par jour
L'enfant	Selles moulées de couleur brunâtre, d'odeur plus ou moins fétide – 1 selle par jour.

2.3 Les principaux dysfonctionnements de l'appareil digestif

Fiche 11

Les vomissements : il s'agit d'un rejet total ou partiel du contenu de l'estomac par la bouche qui peut avoir une origine digestive, infectieuse ou provenir d'une malformation de l'appareil digestif. Il est alors nécessaire d'éviter un risque de déshydratation.

Fiche 39

Les diarrhées : ce sont des émissions de selles liquides et fréquentes. L'origine peut être alimentaire ou infectieuse. La déshydratation constitue le risque principal avec l'érythème fessier.

La constipation : elle se traduit par l'émission de selles peu abondantes, sèches et peu fréquentes. L'origine est souvent alimentaire.

3. LA DENTURE ET L'HYGIÈNE BUCCO-DENTAIRE

3.1 La chronologie de l'apparition des dents

Dents	Rôles	Temporaires	Définitives
8 incisives	Tranchent et coupent.	Entre 6 et 14 mois	Vers 6 ans perte des dents temporaires. Apparition des dents définitives.
4 canines	Déchirent.	Entre 12 et 24 mois	
8 prémolaires	Écrasent.	Entre 12 et 30 mois	
8 molaires	Broient.		
Vers 18-20 ans apparaissent 4 autres molaires appelées dents de sagesse			

3.2 L'altération de la denture : l'évolution de la carie dentaire

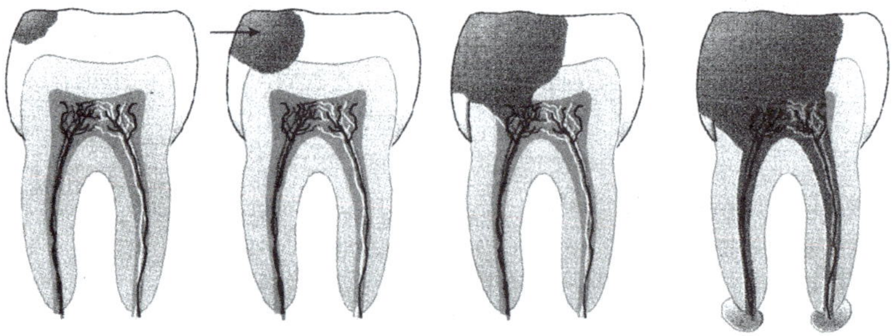

1 2 3 4

Source : Nutrition-Alimentation B.E.P C.S.S BOUMAHDI OUSTALNIOL. Senechal, Nathan technique

1 Point noir d'attaque sur l'émail. Aucune douleur
2 Atteinte de l'émail et de l'ivoire. Formation d'un trou.
Douleur au contact du froid, de la chaleur, des acides.
3 La lésion s'agrandit. Atteinte de la pulpe. Douleur intense.
4 Destruction partielle de la dent. Possibilités d'abcès et d'infections diverses.

TOP'DÉFINITION

Carie dentaire : lésion et destruction des tissus de la dent par les acides issus de la plaque dentaire.
La carie va alors évoluer de l'extérieur de la dent vers l'intérieur.

3.3 Les règles d'une bonne hygiène bucco-dentaire

Pour garder ses dents en bonne santé, il est important de respecter les règles suivantes :

- Apprentissage d'un brossage des dents efficace à partir de 18 mois :
  - de la gencive vers la dent ;
  - d'une durée de 3 minutes ;
  - 3 fois par jour ;

  avec une brosse à dents adaptée à l'enfant.
- Apport en fluor, phosphore et vitamine D afin de renforcer l'émail de la dent et ralentir la formation de la **plaque dentaire.**
- Alimentation équilibrée.
- Visites régulières chez le dentiste (2 fois par an) afin de détecter des caries ou des défauts d'implantation des dents.
- Limitation des sucreries.

TOP'DÉFINITION

Plaque dentaire : pellicule adhérente constituée de sucre, de débris alimentaires et de bactéries qui se déposent sur les dents. Les bactéries transforment le sucre des aliments en déchets acides. Calcifiée, la plaque dentaire forme le tartre dentaire.

FICHE 35

LA CLASSIFICATION NUTRITIONNELLE

1. LES GROUPES D'ALIMENTS

Afin d'élaborer des rations alimentaires équilibrées, on classe les aliments selon leur composition en 7 groupes. Les aliments d'un même groupe comportent un ou plusieurs constituants essentiels.

Groupe	Constituants caractéristiques	Rôle nutritionnel
PRODUITS LAITIERS	Protéines animales, lipides, vitamines A et D, **calcium**.	**Plastique :** croissance, entretien, réparation des os, des dents.
VIANDES, POISSONS, ŒUFS	**Protéines animales**, lipides, vitamines B, fer.	**Plastique :** croissance, entretien de toutes nos cellules.
CORPS GRAS : beurre, huiles, crème fraîche.	**Lipides**, vitamines A et D, E, acides gras essentiels.	**Énergétique :** lutte contre le froid, activité physique.
FÉCULENTS : pain, pâtes, riz, biscottes, céréales, pommes de terre.	**Glucides**, protéines végétales, vitamines B.	**Énergétique :** activité physique (glucides = carburant des cellules).
LÉGUMES ET FRUITS CRUS OU CUITS	**Vitamines C**, carotène, fer, potassium, **fibres** (cellulose).	**Fonctionnel :** bon fonctionnement de l'organisme.
PRODUITS SUCRÉS : sucre, miel, confiture, bonbons.	**Glucides simples.**	**Énergétique.**
BOISSONS : eaux, café, sodas, boissons alcoolisées.	Eau + sucre en quantité variable.	**Plastique et fonctionnel :** l'eau pure est la seule boisson indispensable à l'organisme.

2. NOTIONS D'ÉQUIVALENCES

Pour varier l'alimentation ou pour pallier une intolérance alimentaire, il est nécessaire de remplacer un aliment par un autre, ce qui permet d'établir des rations alimentaires équilibrées, de diversifier l'alimentation et de gérer un budget alimentaire.

2.1 Les équivalences énergétiques

750 kJ sont apportés par : – les féculents	80 g de pain 50 g de biscottes, de pâtes, de riz, de semoule ou de légumes secs 200 g de pommes de terre bouillies 70 g de pommes de terre frites
– les corps gras	25 g de beurre

2.2 Les équivalences protidiques

20 g de protides sont apportés par : – les aliments protidiques	100 g de viande maigre, de poisson, de volaille ou de jambon cuit 2 œufs
– les aliments protidiques avec calcium	500 ml de lait 100 g de camembert 70 g de gruyère 5 yaourts
– les céréales et féculents	500 g de lentilles cuites 600 g de pâtes cuites

2.3 Les équivalences calciques

300 mg de calcium sont apportés par : – les produits laitiers	250 ml de lait 100 g de camembert 6 petits suisses 2 yaourts
– les légumes et fruits	250 g d'épinards 500 g de carottes, choux 1 kg de fruits rouges ou d'agrumes

FICHE 36

LES PROPRIÉTÉS DES CONSTITUANTS ALIMENTAIRES

1. LES MODIFICATIONS AU COURS DES PRÉPARATIONS CULINAIRES

Les constituants alimentaires participent à de nombreuses réactions chimiques.

Constituants alimentaires	Modifications	Conséquences Utilisations
Glucides (sucres)	La température élevée permet la caramélisation avec un changement de couleur et de saveur.	Pâtisserie, confiserie…
Glucides + Protéines	À forte température, une réaction se produit pour former des composés bruns, aromatiques et sapides : c'est la réaction de Maillard.	Cuisson des viandes, fritures, pain…
Glucides (amidon)	À la chaleur humide, il y a formation d'un empois d'amidon. À la chaleur sèche, l'amidon se transforme en dextrines.	Bouillie… Roux, cuissons au four, fritures avec enrobage.
Lipides	À 30 °C, les corps gras fondent (fusion). À forte température, les corps gras se décomposent et forment un produit noir et toxique : l'acroléine.	Les aliments sont plus savoureux. Adaptation des corps gras suivant l'utilisation et la température de cuisson.
Protéines	La température et les milieux acides favorisent la coagulation des albumines. Dans l'eau froide, certaines protéines sont solubles.	Cuisson à l'eau bouillante, au four, dans l'eau vinaigrée… Obtention d'un bouillon riche en protéines.
Vitamines Éléments minéraux	Leurs pertes sont favorisées par la chaleur et le trempage dans l'eau.	Préférer la cuisson à la vapeur.

2. LES MODIFICATIONS AU COURS DU STOCKAGE

Divers constituants alimentaires peuvent subir des modifications ou être détruits pendant le stockage.

Modifications	Descriptions	Conseils
Oxydations des lipides	Les aliments changent de couleur, d'odeur et de saveur (rancissement).	Protéger dans des emballages hermétiques.
Pertes en eau	Les aliments flétrissent et durcissent car l'eau s'évapore. La texture et la saveur changent.	Stocker au frais et bien emballer.
Pertes en vitamines	Les vitamines sont en partie détruites par l'action de la lumière, de l'oxygène et de la chaleur, en particulier les vitamines C et B1.	Protéger dans des emballages opaques, à l'abri de l'air et de la chaleur.
Oxydation de certains végétaux	Les pommes, les bananes, les champignons... sont des végétaux qui brunissent sous l'action de l'air et de certaines enzymes.	Ajouter un milieu acide (citron), tenir au frais. Les conditionnements sous vide réduisent l'oxydation.

TOP'PLUS

Les glucides indigestibles (fibres) subissent une gélification au cours des cuissons et sont donc plus tendres.

Fiche 52

TOP'PLUS

Le lieu, la durée et la température de stockage seront différents suivant la forme de commercialisation du produit.

FICHE 37

L'ALIMENTATION LACTÉE

Le lait est l'alimentation exclusive jusqu'au 4e mois. Il répond aux besoins énergétiques, plastiques et fonctionnels du nourrisson.

1. COMPARAISON NUTRITIONNELLE DES DIFFÉRENTS LAITS

Chaque lait possède une composition différente adaptée à des besoins particuliers.

Laits	Caractéristiques	Conséquences
Lait maternel	Composition adaptée au nourrisson : glucides, protéines solubles, acides gras, fer, calcium et des anticorps.	Limite les infections et les allergies. Facile à digérer. Sans préparation.
Lait de vache	Trop d'éléments minéraux, d'acides gras saturés et de protéines. Pauvre en glucides et en vitamines.	Difficile à digérer. Risque d'allergie. Inadapté au nourrisson.
Laits infantiles	ALD1 Aliment lacté diététique adapté au 1er âge. ALD2 Aliment lacté diététique adapté au 2e âge, contenant plus de protéines et d'éléments minéraux.	Adapté aux enfants de 0 à 4 mois. Adapté aux enfants de 5 à 18 mois.
Laits hypo-allergéniques	Contient des protéines dont la structure a été simplifiée.	Moins de problèmes digestifs et de risques d'allergies.

2. LA RATION LACTÉE

La conduite de l'allaitement maternel ou artificiel est faite en respectant le rythme de l'enfant.
Tous les laits infantiles en poudre sont reconstitués avec trente millilitres d'eau dans lesquels on dilue une mesurette de poudre.

Âge	Répartition conseillée	Ration journalière
1er mois	6 biberons × 90 ml	540 ml
2e mois	6 biberons × 110 ml	660 ml
3e mois	5 biberons × 150 ml	750 ml
4e mois	5 biberons × 180 ml	900 ml
5e mois	3 biberons × 180 ml	540 ml
6e mois	2 biberons × 210 ml	420 ml

TOP'PLUS

- L'allaitement maternel est donné directement au sein ou au biberon après avoir tiré le lait à l'aide d'un tire-lait
- Les laits infantiles sont dérivés du lait de vache, ils sont améliorés pour avoir une composition plus proche du lait maternel.

L'ALIMENTATION DIVERSIFIÉE

Les aliments variés, autres que le lait, sont introduits progressivement à partir du 4e mois car l'enfant se développe et ses besoins augmentent.

1. LE PASSAGE À L'ALIMENTATION DIVERSIFIÉE

1.1 Les précautions

Cette phase de transition se fera sur plusieurs mois en tenant compte du rythme de l'enfant, elle sera stoppée dès l'apparition de troubles (refus, problèmes digestifs...).

Les aliments nouveaux seront proposés un par un en petite quantité sans supprimer l'apport du lait, source de calcium et de protéines indispensables à la croissance.

1.2 L'évolution de la texture

L'alimentation liquide va devenir semi-solide puis solide pour suivre l'évolution de la dentition.

Les aliments passeront de la texture lisse et fluide à 4 mois vers une consistance plus épaisse, pâteuse, granuleuse puis en petits morceaux à la fin de la 1re année (voir le tableau en page suivante : colonne texture et exemples de repas).

2. LES ÉTAPES DE L'ALIMENTATION DIVERSIFIÉE

2.1 Les farines

Ce sont souvent les aliments introduits en premier, elles augmentent l'apport en énergie car elles sont riches en amidon, elles contiennent aussi du gluten (protéine végétale allergisante).

Les farines 1er âge, à partir du 4e mois, sont sans gluten, sans sucre et instantanées.

Les farines 2e âge, de 6 à 12 mois, contiennent du gluten et sont enrichies en vitamines, fer et sucre.

2.2 L'introduction des aliments et l'évolution des repas

Âge et évolution de la dentition	Nouveaux aliments	Texture et exemples de repas
3 mois Absence de dents	Lait 1er âge, jus de fruits.	Alimentation liquide : 5 biberons par jour.
4 mois Utilisation de la langue pour avaler	Farine 1er âge, bouillon de légumes.	Texture plus épaisse : 4 biberons lait + farine par jour, 1 biberon lait + bouillon de légumes + farine.
5 mois	Fruits et légumes cuits, yaourt.	Préparations homogénéisées : 2 ou 3 biberons lait + farine par jour, potage, fruits cuits, 1/2 yaourt.
6 mois Apparition des premières dents	Produits laitiers, beurre, viande, œuf, poisson.	Préparations plus pâteuses : 2 biberons lait + farine par jour, purée + 10 g de viande ou poisson ou 1/2 jaune d'œuf dur, compote. Soir : bouillon + semoule.
7 mois Ébauche d'une mastication	Riz, pâtes, fromages fermentés.	Préparations moulinées : 2 biberons lait + farine par jour, purée de légumes + 15 g de viande ou poisson, compote ou fromage.
8 à 9 mois Élaboration de la dentition	Œuf mollet.	Préparations en morceaux : 2 biberons lait + farine par jour, purée moulinée + 20 g de viande ou poisson mixés ou œuf, fromage.
10 à 12 mois Mastication plus efficace, nombre de dents plus important	Pain, biscottes, lait de vache.	Préparations avec de plus gros morceaux : 4 repas dont un petit déjeuner lacté, 180 g de légumes en morceaux + 30 g de viande ou poisson mouliné, 20 g de fromage + pain, fruit cru.

FICHE 39 LES RÉGIMES ALIMENTAIRES DE L'ENFANT

Un régime alimentaire est une conduite à tenir en matière d'alimentation correspondant à un état physiologique particulier.

1. LES PRINCIPAUX RÉGIMES ALIMENTAIRES

Ils consistent à modifier l'alimentation pendant la durée des troubles digestifs.

Fiche 11
Fiche 34

Troubles digestifs	Symptômes	Principes du régime
Diarrhée aiguë	Émission de selles liquides et fréquentes.	Beaucoup d'eau. Ration suffisante de riz, carottes. Interdire le lait de vache.
Vomissements	Renvois par saccades du contenu de l'estomac.	Épaissir les biberons (poudre pour les nourrissons) ou les purées et bouillies. Fractionner les repas.
Constipation	Selles rares et dures, ralentissement du transit intestinal.	Augmenter l'apport en fibres (légumes et fruits). Préférer les eaux très minéralisées et les jus de fruits frais. Éviter le riz, la maïzena, les carottes, les bananes.

2. LES RÉGIMES D'EXCLUSION

Ils consistent à supprimer une catégorie d'aliments contenant des substances non tolérées.

Substances non tolérées	Caractéristiques	Principe du régime
Gluten	Protéine présente dans certaines céréales (blé, orge, avoine, seigle).	Utiliser des farines sans gluten (maïzena). Interdiction de tout aliment en contenant.
Protéines du lait de vache	Protéines solubles. Intolérance non définitive.	Utiliser des poudres de lait ne contenant pas de protéines allergisantes. Supprimer les produits laitiers. Préférer les produits à base de soja.
Arachide	Lipides présents dans de nombreuses préparations alimentaires.	Suppression totale par lecture attentive des étiquettes.

3. LE RÉGIME D'UN ENFANT DIABÉTIQUE

Le diabète est une atteinte du pancréas provoquant une disparition partielle ou totale d'insuline, hormone qui permet de réguler la glycémie. Il convient de :
- respecter les horaires des repas (4 par jour) ;
- éviter les aliments trop sucrés ;
- calculer la ration de glucides afin d'éviter des troubles graves en cas d'hyperglycémie ou d'hypoglycémie.

FICHE 40

L'ÉDUCATION ALIMENTAIRE DE L'ENFANT

La consommation d'aliments est nécessaire à la vie, mais elle prend en plus une dimension culturelle et affective.

1. LA RECONNAISSANCE ET L'APPRÉCIATION DES ALIMENTS

Les organes des sens participent à l'identification d'un aliment en transmettant au cerveau les informations qui seront analysées.

Stimulations perçues	Organes des sens (Récepteurs)	Perception des qualités organoleptiques
Visuelles	Yeux (cellules de la rétine).	Couleur, taille, forme, aspect.
Tactiles	Peau, bouche (récepteurs mécaniques et thermiques).	Texture : dureté, élasticité. Caractères : chaud, froid, piquant, irritant.
Auditives	Oreille (oreille interne).	Son craquant, croustillant.
Olfactives	Nez et voies rétro-nasales (récepteurs olfactifs).	Odeur, arôme.
Gustatives	Langue (papilles du goût).	4 saveurs dominantes : sucrée, salée, acide, amère.

TOP'PLUS

La **flaveur** est l'ensemble des sensations olfactives et gustatives perçues lors de la dégustation d'un aliment.

2. LA VALORISATION DES PRÉPARATIONS CULINAIRES

Le premier contact avec l'aliment est souvent déterminant, c'est la raison pour laquelle il est important de le valoriser.

Facteurs de mise en valeur	Remarques
Variété des aliments.	Offre variée et sans excès.
Diversité des couleurs et des formes des aliments.	Association des couleurs, des formes. Éclairage adapté.
État physique des aliments. Présentation des plats.	Respect des températures et de la durée d'exposition. Vaisselle adaptée, service facilité.
Accompagnement de bruits.	Rassurant (le craquant de l'aliment).
Présence d'arômes.	Souvent issus d'épices ou d'aromates. L'olfaction est jumelée avec le goût.

3. COMPORTEMENT ALIMENTAIRE

TOP'PLUS

Le comportement alimentaire est déterminé par la nature des aliments consommés, la fréquence et le contexte de la consommation.

Manger est un besoin vital déterminé par la sensation de faim, influencée par le métabolisme. La prise d'aliments est soumise aux facteurs suivants :

Facteurs qui modifient le comportement alimentaire	Caractéristiques
Métaboliques	Qualité nutritionnelle. Apports en énergie, eau, éléments minéraux, vitamines...
Psychosensoriels	**Qualités organoleptiques.** Couleur, saveur, odeur, son, consistance.
Socioculturels	Qualités affectives et symboliques. Mémoire, culture, éducation.

TOP'DÉFINITION

Qualités organoleptiques : ensemble de caractéristiques que nos organes des sens perçoivent et qui permettent à l'organisme de reconnaître l'aliment.

LES CONTAMINATIONS ALIMENTAIRES

La consommation d'un aliment contaminé par des micro-organismes, des parasites ou des substances chimiques peut être la cause d'une contamination alimentaire.

1. LES CONTAMINATIONS ALIMENTAIRES D'ORIGINE MICROBIENNE

Ce sont :
- soit des **infections alimentaires** ;
- soit des intoxications.

1.1 Les contaminations alimentaires

Maladies infectieuses et agents pathogènes	Symptômes
Les gastro-entérites provoquées par des **bactéries** : *Escherichia coli, Salmonelles, Shigelles*…	Diarrhées, vomissements, fièvre, déshydratation (chez les nourrissons).
Les fièvres typhoïdes et para-typhoïdes provoquées par des **bactéries** : *Salmonella*Typhi et Paratyphi.	Fortes fièvres, hémorragies digestives, perforations intestinales, maux de tête, vertiges et infections généralisées (septicémie).
Les listérioses provoquées par des **bactéries** : *listéria.*	Infection des méninges et du sang (septicémie). Septicémie pouvant aller jusqu'au décès. Risque d'avortement.
Les **toxi-infections** provoquées par *Clostridium perfringens.*	Troubles digestifs graves.
La « maladie du banquet » provoquée par les *staphylocoques dorés.*	Troubles digestifs graves.
L'hépatite A provoquée par le **virus** *de l'hépatite A.*	Fatigue, vomissements, fièvre, ictère (jaunisse).

TOP'PLUS

Les gastro-entérites sont fréquentes dans les collectivités d'enfants.

1.2 Les mesures préventives

• Hygiène générale du personnel de cuisine : tenue vestimentaire propre et réservée au travail, hygiène corporelle (ongles courts et propres, blessures protégées, cheveux longs attachés, absence de bijoux, lavages fréquents et efficaces des mains...).

• Contrôle de la santé du personnel : traitement des malades et vaccinations antityphoïde et antiparatyphoïde A et B, recherche des **porteurs sains**.

• Traitement des aliments qui risquent d'être contaminés :
- lavages des légumes et fruits ;
- cuisson correcte des aliments (la chaleur détruit les micro-organismes) ;
- vérification des étiquetages, respect des DLC (date limite de consommation) et DLUO (date limite d'utilisation optimale).

• Respect de la chaîne du froid.

• Hygiène des locaux : toilettes, poubelles, chasse aux rongeurs et insectes...

• Entretien méticuleux des ustensiles : désinfection de la vaisselle, si nécessaire.

• Hygiène durant le transport des préparations : contrôle de la propreté et des températures des véhicules de livraison.

2. LES PARASITOSES ALIMENTAIRES

2.1 Parasites, aliments vecteurs et symptômes

Les parasitoses alimentaires sont des maladies dues à la présence d'un parasite dans l'organisme humain où il provoque des troubles.

• **Les parasites**

Les parasites sont des êtres vivant aux dépens d'un autre organisme.
Les parasites sont transmis à l'homme par la consommation d'aliments contaminés au départ ou lors des manipulations par le personnel, par les locaux ou par les ustensiles.
Les parasites sont classés selon leur morphologie :
- les protozoaires : amibe dysentérique et toxoplasme ;
- les vers : ténia, oxyure, ascaris, grande douve du foie, trichine.

• **Les aliments vecteurs**

Les parasites se trouvent essentiellement dans :
- les végétaux crus (amibe, ascaris, oxyures) ;
- les viandes (bœuf, porc et cheval) et poissons provenant d'animaux porteurs et mal cuits (toxoplasme, ténia et trichine) ;
- les aliments peu ou mal cuits (amibes, toxoplasme) ;
- l'eau (amibe, ascaris) ;
- les végétaux sauvages : cresson, pissenlits (grande douve du foie).

2.2 Les mesures préventives

• Hygiène générale des personnes (personnels et enfants) : les selles des patients atteints de parasitoses rejettent des œufs, des larves, voire des vers adultes (les oxyures). Il y a donc un risque très important de contamination fécale : le lavage des mains en sortant des toilettes ou après un change est essentiel.

• Hygiène en cuisine du personnel durant les manipulations.

> **TOP'PLUS**
>
> L'arrêté du 10 mars 1977 interdit de manipuler des denrées par des porteurs de parasites.

• Traitement des aliments qui risquent d'être contaminés :
- lavage des légumes et fruits ;
- cuisson correcte des aliments : la chaleur détruit les parasites ;
- congélation des aliments : les œufs et les larves de parasites sont détruites par les températures négatives de – 18 °C.

• Entretien méticuleux des ustensiles : désinfection de la vaisselle, si nécessaire.

3. LES CONTAMINATIONS CHIMIQUES

Des contaminants chimiques ou des métaux lourds peuvent polluer l'environnement et les produits agricoles et ainsi se retrouver dans les aliments que nous consommons.

3.1 Les risques de contamination chimique

Les aliments renferment des contaminants introduits :
- lors de la production des aliments : par des résidus de pesticides dans les végétaux ou par des résidus d'antibiotiques destinés aux animaux ;
- par contact de l'aliment avec des surfaces non autorisées pour les aliments, par la réutilisation d'emballages ;
- par contact avec des produits d'entretien.

3.2 Les mesures préventives

Des règles simples sont à mettre en œuvre :
- réserver les récipients alimentaires à un usage alimentaire ;
- effectuer un lavage minutieux des fruits et des légumes ;
- laver minutieusement la vaisselle et les ustensiles de cuisine servant à la préparation ;

- ne pas transvaser de produits d'entretien dans la cuisine, entreposer les produits de nettoyage à l'écart des aliments ;
- ne pas apporter de médicaments près des aliments.

TOP'DÉFINITIONS

Agent pathogène : micro-organisme qui entraîne des maladies.

Infection alimentaire : maladie due à l'ingestion d'un aliment contaminé par un micro-organisme qui va envahir l'organisme.

Porteur sain : personne qui héberge un micro-organisme sans présenter aucun signe d'infection.

Toxi-infection alimentaire (TIA) : ensemble des maladies d'origine alimentaire dues à des micro-organismes.

Toxi-infection alimentaire collective (TIAC) : apparition d'au moins deux cas similaires de TIA.

PARTIE IV

Technologie

FICHE 42 L'HYGIÈNE ET LE CONFORT DU LOGEMENT

La qualité de l'air d'un logement, le chauffage, l'éclairage et le confort acoustique contribuent au bien-être de l'enfant.

1. LA QUALITÉ DE L'AIR

Facteurs d'hygiène et de confort	Incidences sur la garde des enfants	Moyens mis en œuvre pour l'hygiène et le confort
Aération régulière.	Éviter l'air vicié, source de maux de tête, de nausées, de vertiges et de somnolence. Éviter l'humidité liée à la condensation.	Aérer plusieurs fois par jour, notamment le matin. Ne pas secouer la literie dans la pièce. Éviter les nids à poussières (tapis, moquette). Dépoussiérer tous les jours les locaux. Éviter les aérosols. Ne pas fumer. Maintenir les aérations naturelles (interstices).
Orientation de préférence sud-est.	Favoriser l'apport de lumière naturelle et de soleil, plus agréable.	Tirer les rideaux sur le côté pour laisser passer la lumière dans la pièce.
Humidité de l'air La quantité de vapeur d'eau présente dans l'air doit varier entre 35 % et 65 %.	Un excès d'humidité favorise la condensation et les maladies respiratoires. Un manque d'humidité entraîne le dessèchement des voies respiratoires.	Aérer et poser des déshumidificateurs. Humidifier l'air avec des humidificateurs si nécessaire.

2. LE CHAUFFAGE

Facteurs d'hygiène et de confort Incidences	Moyens mis en œuvre pour l'hygiène et le confort
La température d'une pièce est variable selon les activités : – salon : 20 °C – chambre : 18 °C – pièce de change : 22 °C Des températures trop fraîches sont responsables d'affections ORL et de ralentissement des activités mentales. Des températures trop élevées provoquent une augmentation des rythmes cardiaque et respiratoire. Elles sont sources de déshydratation.	Veiller : – à la stabilité des températures ; – au bon réglage des appareils de chauffage.

3. LE CONFORT ACOUSTIQUE

Facteurs d'hygiène et de confort Incidences	Moyens mis en œuvre pour l'hygiène et le confort
Le bruit est source de : fatigue, troubles du sommeil, stress, agressivité et problèmes d'audition.	Isoler. Disposer les chambres dans les lieux les plus calmes. Modérer le son des appareils et limiter les jouets bruyants. Créer des moments de calme.

4. LE CONFORT VISUEL

Facteurs de confort et incidences	Moyens mis en œuvre pour l'hygiène et le confort
Un éclairage inadapté au lieu et à l'activité peut provoquer des troubles oculaires, des maux de tête et des accidents.	Installer un éclairage adapté avec une lumière plus intense et directe dans les pièces d'activité, plus faible et diffuse dans les zones de détente. Éviter les zones d'ombre ou l'éblouissement. Entretenir régulièrement les luminaires.

FICHE 43

LES AMÉNAGEMENTS ET LES ÉQUIPEMENTS SPÉCIFIQUES DU LOGEMENT

1. L'AMÉNAGEMENT DU LOGEMENT

Il concerne plus particulièrement les matériaux des revêtements sols et murs répondant à certains critères :
- résistance à l'usure, au feu, aux produits chimiques ;
- esthétique et d'entretien facile (lavage et désinfection) ;
- peu bruyant, ne retenant pas la poussière (pas de moquette).

Matériaux	Caractéristiques
Revêtements textiles	Esthétiques, isolants. Utilisés uniquement dans les espaces de repos.
Revêtements plastiques et stratifiés	Revêtements plastiques utilisés pour les sols : ils sont faciles d'entretien et résistants aux détergents – désinfectants. Stratifiés et mélaminés utilisés pour les parois et surfaces faciles à nettoyer et à décontaminer.
Revêtements en caoutchouc naturel ou synthétique	Agréables, hygiéniques, isolants phoniques, peu résistants aux produits chimiques. Utilisés pour les tapis de motricité.
Revêtements céramiques	Résistants à l'usure et à l'eau, faciles d'entretien, durables. Utilisés pour les sols et les murs des pièces humides (sanitaires, salle de bains...).
Peintures et vernis	Faciles d'entretien, résistants à l'arrachage.
Papiers peints	Papiers classiques, fragiles ; leur entretien se limite à un essuyage. Papiers vinyl (recouverts d'un film vinylique), lavables à l'eau, utilisés dans les coins de repos.

2. L'ÉQUIPEMENT

2.1 Les espaces de repos

La chambre est la pièce à vivre, l'aire de jeu, le refuge, le coin repos ; elle doit être au calme avec une température aux environs de 19 °C.
Elle doit être adaptée à l'âge, à la taille de l'enfant et à ses activités. Il est donc intéressant de prévoir un mobilier évolutif.

Les premiers mois, le lit représente l'univers de l'enfant.
La literie : le matelas doit être ferme en mousse compacte ou à ressorts avec une alèse en caoutchouc recouverte de tissu éponge.
Éviter les couettes et les édredons en raison des risques d'asphyxies, ainsi que les attaches couvertures (risques de strangulation).

Lits	Avantages	Inconvénients
À barreaux	Solides, lavables, mobiles. Surveillance facilitée. Modulables.	Pas d'autonomie pour se lever et se coucher.
Pliants	Mobile. Surveillance aisée, plus bas (l'enfant est autonome pour se lever et se coucher). Rangement facile.	Entretien difficile, retient la poussière. Stabilité limitée suivant l'âge et le poids de l'enfant.

TOP'PLUS

Le mobilier reste réduit par mesure d'hygiène : lit, table à langer, commode, transat sont les meubles indispensables.

TOP'PLUS

Certains lits à barreaux sont adaptables en fonction de l'âge de l'enfant.

2.2 Les espaces de repas

Ils doivent correspondre aux besoins physiques de l'enfant, ils favorisent la découverte, un moment de détente, l'autonomie et les échanges.
Les sièges pour les repas doivent répondre aux normes de sécurité.

Fiche 44
Fiche 45
Fiche 46

Sièges	Avantages	Inconvénients
Transats	Soutiennent le dos en position semi-assise. Facilitent la socialisation.	Les attaches ne sont pas toujours efficaces. Utile de la naissance jusqu'à 9 kg. Manipulation pas toujours aisée.
Chaises hautes	Certaines sont utilisables de la naissance jusqu'à 3 ans, d'autres, plus traditionnelles, de 6 mois à 24 mois. Participation aux repas de la famille.	Stabilité relative. Ne pas prolonger l'utilisation. Surveillance constante des mouvements de l'enfant.
Rehausseurs	Faciles à adapter sur une chaise, à transporter, à nettoyer, peu encombrant.	Utilisation à partir de 10 mois. Bien mettre les sangles de maintien.

TOP'PLUS

Le siège doit toujours être stable, confortable et équipé d'un harnais de sécurité.

2.3 Les espaces de jeux et d'activités

Le jeu permet à l'enfant de prendre conscience de son corps, de s'orienter dans l'espace et de développer sa personnalité.
Les jeux peuvent être des expressions musicales et corporelles, des manipulations avec peinture et graphisme, des mimes (imitation des adultes).

Matériels	Caractéristiques
Tapis de sol	Grande dimension pour faciliter les mouvements, en caoutchouc pour amortir les chocs et avec des couleurs vives. Entretien facile.
Tapis d'éveil	Il est individuel et propose des jeux à caractère sensoriel. Il est moelleux l'enfant peut se reposer dessus. Entretien difficile.
Aires de jeux gonflables	De formes diverses (fleur, bateau...), elles sont individuelles. Jeux sonores, visuels, tactiles. Entretien difficile, faible résistance.
Porte-bébé Landau Poussette	Le porte-bébé est recommandé pour les sorties de courte durée. Le landau et la poussette doivent être stables, maniables, le contact face à l'adulte est à privilégier.
Bassins Piscines privées	Une surveillance continue est obligatoire. Protection obligatoire des piscines privées (loi 2003).

2.4 Les espaces sanitaires

Très fréquentés pour effectuer la toilette (siège, mains, visage), ils doivent être bien éclairés, avec une température suffisante (22 °C), faciles d'entretien, solides (céramique blanche, carrelage antidérapant...).

Normalisés et accessibles sans danger, ils sont de taille réduite en collectivité (crèches, écoles maternelles), les WC à la turque sont utilisés uniquement pour les plus grands.

À la maison, les parents utilisent « le pot » pour le jeune enfant.

La sécurité électrique sera assurée par du matériel protégé contre les projections d'eau et placé suivant les normes.

FICHE 44

LES RISQUES LIÉS AU LOGEMENT

1. LA QUALITÉ DE L'AIR

1.1 La composition de l'air

L'air **pur** contient :
- du dioxygène (O_2) : 20,9 % ;
- de l'azote (N_2) : 78 à 79 % ;
- de la vapeur d'eau ;
- des gaz divers.

L'air est **vicié** par la respiration et la transpiration des personnes. Il s'appauvrit en oxygène (O_2) et s'enrichit en dioxyde de carbone (CO_2). Les bactéries s'y développent, il y a donc augmentation de la température et apparition de mauvaises odeurs.

L'air **pollué** contient des substances étrangères, capables de provoquer une gêne et/ou une maladie chez les individus : monoxyde de carbone (CO), fumées de cuisine, vapeurs de solvants, produits domestiques en aérosols, fumées de tabac, suies, poussières et gaz provenant des industries, silice ou amiante, pollen, moisissures, bactéries, radons.

1.2 La ventilation

Plusieurs systèmes peuvent être mis en place :
- la ventilation intermittente : évacuation de l'air vicié et pollué d'un local par l'ouverture temporaire des portes et fenêtres ;
- la ventilation permanente naturelle : circulation d'air par les mal-joints des portes et fenêtres entraînant une déperdition de chaleur ;
- la ventilation permanente artificielle : grilles aux portes et fenêtres, conduits d'évacuation des gaz brûlés ;
- la ventilation mécanique contrôlée (VMC).

2. LE CHAUFFAGE

Il peut être :
- central : à eau chaude, à vapeur, air chaud centralisé, à pulsation d'air divisé ;
- individuel : chaque pièce possède son appareil : radiateurs à gaz de ville, poêles à mazout, poêle à charbon ou bois, radiateurs électriques ;
- solaire : collectif ou individuel.

3. LE CONFORT ACOUSTIQUE ET VISUEL

Pour améliorer le confort ou éviter les problèmes de santé, il faut :
- isoler les locaux (doubles parois, doubles vitrages, dalle flottante, revêtement de sol plastique, moquette) ;
- assurer un éclairage suffisant, non éblouissant, uniforme, évitant les contrastes et économique.

4. LES MESURES DE PRÉVENTION

Les phénomènes dangereux	Les mesures de prévention
Apparition de : - moisissures - acariens Présence éventuelle : - de plomb - d'amiante - d'aérosols - de monoxyde de carbone - de poussières - de fibres textiles	- Aérer tous les jours : évite le confinement de l'air, élimine l'humidité et les radons. - Aspirer les poussières (renouvellement de l'air légal : entre 0,1 et 0,25 m^3/seconde). - Prévoir une surface et un volume suffisant (par enfant : 3 m^2 pour 8 m^3). - Faire régner une température adaptée (légèrement > 18 °C). - Vérifier l'humidité de l'air : 50 % l'hiver et 60 % l'été pour une température de 18 °C. - Éliminer les peintures au plomb, l'amiante. - Éviter les aérosols. - Éviter les bruits nocifs. - Éviter les moquettes.

TOP'DÉFINITION

Radon : élément gazeux radioactif se trouvant dans les caves.

FICHE 45

LES RISQUES LIÉS À L'ÉLECTRICITÉ, AU GAZ ET À L'EAU

1. LES RISQUES LIÉS À L'ALIMENTATION EN ÉLECTRICITÉ

La réglementation

Le réseau électrique doit favoriser la sécurité des personnes (respect des normes), être compatible avec l'utilisation des appareils, maintenir l'indépendance des réseaux.

La norme française NFC 15 100 prévoit :

- un disjoncteur général ;
- la protection des circuits par un différentiel ;
- la mise à la terre des prises de courant ;
- la protection des circuits de la salle de bain par un différentiel.

Réglementation pour les différentes zones dans la salle de bain

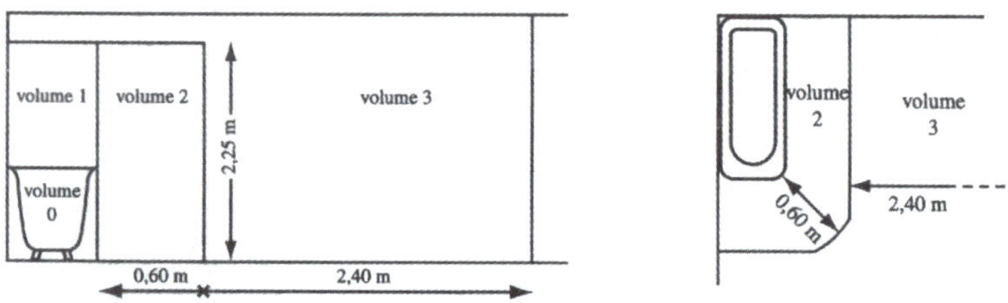

Volume 0 : aucun appareil électrique ne doit être utilisé.

Volume 1 : appareil protégé contre les projections d'eau : .

Volume 2 : appareil protégé contre l'eau en pluie , avec double isolation .

Volume 3 : appareil protégé contre les chutes d'eau : .

2. LES RISQUES LIÉS À L'ALIMENTATION AU GAZ

2.1 Les chaudières et chauffe-eau

Un entretien annuel s'impose pour contrôler l'étanchéité des joints, l'efficacité des brûleurs, des valves et des soupapes de sécurité.

2.2 Les appareils de cuisson

L'environnement de la cuisinière ne doit pas avoir de rideaux, pas de gras sur les filtres de la hotte aspirante.

3. LES RISQUES LIÉS À L'UTILISATION DE L'EAU

3.1 Les critères de potabilité

L'eau doit être incolore, sans saveur, inodore, sans matières organiques, sans micro-organismes pathogènes ou parasites et d'une minéralisation inférieure à 2 g/L.

3.2 La production d'eau chaude

Elle peut se réaliser à partir :
- d'un chauffe-eau instantané (gaz ou électricité) : l'eau est chauffée au fur et à mesure de son écoulement ;
- d'un chauffe-eau à accumulation (gaz ou électricité) : l'eau est gardée dans un réservoir calorifugé. La quantité d'eau chaude est limitée ;
- d'un chauffe-eau solaire : capteurs solaires.

3.3 Les risques pour l'enfant et les mesures de prévention

Risques	Mesures de prévention
Brûlure	– Régler la température de l'eau issue du chauffe-eau à 50 °C. – Surveiller la température des biberons à la sortie du micro-ondes et la température des bains. – Positionner les manches des casseroles vers l'intérieur de la cuisinière.
Chute de plain-pied	– Protéger le sol de la salle de bain avec un tapis antidérapant.
Noyade	– Ne jamais laisser un enfant seul dans son bain.
Électrisation ou électrocution	– Nettoyer les systèmes de ventilation des appareils électriques. – Interdire les fils dénudés ou passant sous les tapis. – Éviter les multiprises. – Poser des éclips sur les prises. – Ne pas faire sécher le linge près d'un convecteur électrique.
Incendie	– En cas d'odeur suspecte, couper l'alimentation en gaz, ventiler sans provoquer d'étincelle. Appeler les pompiers de l'extérieur de l'habitation. – En cas d'utilisation de bouteilles de gaz, changer les tuyaux souples à la date indiquée. – Étouffer le feu d'une friteuse avec un tissu ou utiliser un extincteur à poudre.

LES LOCAUX, ÉQUIPEMENTS ET ESPACES EN COLLECTIVITÉS

L'organisation, l'aménagement et l'équipement des locaux doivent répondre à 4 critères :

- **l'hygiène ;**
- **le confort ;**
- **la fonctionnalité ;**
- **la sécurité des enfants.**

Le cadre de vie doit également s'adapter aux besoins de l'enfant en respectant son intimité, mais aussi en favorisant sa socialisation selon les moments de la journée.

1. L'ORGANISATION SPATIALE DES LOCAUX

Critères d'organisation des locaux dans l'espace	Justifications
Situés de préférence en rez-de-chaussée.	→ Facilités d'accès.
Présence d'un espace extérieur.	→ Critère de confort permettant aux enfants de s'aérer.
Spacieux, dégagés, dépourvus d'obstacle.	→ Critère fonctionnel et de confort afin de faciliter la circulation des usagers (professionnels, parents, enfants).
Espaces d'hygiène, de repos séparés des espaces de vie (jeux, repas).	→ Répondre aux besoins de l'enfant : – Intimité et calme pour le change, les toilettes, le repos. – Contact avec les autres lors des jeux et du repas.

2. LES AMÉNAGEMENTS ET ÉQUIPEMENTS DES ESPACES

2.1 Les aménagements et équipements liés aux critères d'hygiène

Fiche 43

Les revêtements des sols, des parois et matériaux du mobilier devront être faciles à entretenir et devront supporter une désinfection.

Les tapis et moquettes sont déconseillés en raison de leur facilité à retenir la poussière.

2.2 Les aménagements et équipements liés aux critères de confort

Ils sont nombreux et doivent rendre l'utilisation des locaux agréables.
Il est nécessaire de prévoir :
- un bon éclairage naturel et artificiel mais aussi une protection contre le soleil ;
- un système d'aération permanent afin d'éviter l'air vicié ;
- une bonne régulation thermique des espaces ;
- un dispositif de protection contre les mouches et les moustiques ;
- du mobilier de forme et de taille adaptées aux enfants, confortable, ergonomique et d'une brillance non agressive ;
- des revêtements aux couleurs gaies et claires afin de créer une ambiance chaleureuse et stimulante.

2.3 Les aménagements et équipements liés à des critères de fonctionnalité

Ils doivent à la fois faciliter les activités des usagers et le travail du personnel en prévoyant :
- la séparation de certains espaces afin de répondre aux besoins de repos de l'enfant :
Exemple : le dortoir, local plus isolé afin de favoriser le sommeil.
- la proximité d'autres espaces afin de faciliter les déplacements
Exemple : biberonnerie à proximité du dortoir des plus petits.
- le regroupement des zones en crèche par tranche d'âge ;
- les aménagements (escaliers) et équipements (chaises, tables) adaptés à l'âge et à la taille de l'enfant ;
- du mobilier léger, maniable pouvant se transporter aisément (mobilier empilable, sur roulettes) et facilitant le rangement.

2.4 Les aménagements et équipements liés aux critères de sécurité

Ils mettent en œuvre des mesures de protection face aux risques existant dans une collectivité d'enfants. Le respect des règles de sécurité est obligatoire.
Tout mobilier doit réponde à des normes AFNOR et éventuellement CE.

Analyse des risques	Mesures de sécurisation
Glissades	Revêtement anti-dérapant notamment dans les salles d'eau.
Chutes	Barrières de sécurité. Bloque-fenêtres.
Sortie incontrôlée d'un enfant	Poignée des portes hors de portée des enfants.
Traumatismes - Plaies	Choix d'un mobilier aux coins arrondis.

Analyse des risques	Mesures de sécurisation
Électrisation	Prises hors de portée des enfants, avec protection.
Intoxication	Local distinct et fermé à clé pour les produits d'entretien, d'hygiène ou de pharmacie.
Incendie	Matériaux résistants au feu. Extincteurs mis à disposition. Présence de détecteurs de fumée. Affichage d'un plan d'évacuation. Élaboration d'un dispositif d'alerte (À qui téléphoner ? où téléphoner ?)

3. LES PARTICULARITÉS LIÉES À CERTAINS ESPACES

Espaces	Aménagements	équipements
Espace de repos	– Espace de 3 m² par enfant. – Voisin de la salle de classe en école maternelle. – Visible de l'extérieur (petite baie vitrée) afin de faciliter la surveillance.	– Berceaux espacés d'un mètre. – Barreaux des berceaux serrés afin d'éviter les accidents. – Lits bas pour les plus grands. – Matelas empilables. – Draps en polyester coton. – Couvertures en fibres acryliques.
Espace de repas	– Revêtements peu bruyants. – Couleurs gaies.	– Tables rondes afin de faciliter les échanges. – Embouts insonores sur le mobilier pour limiter le bruit.
Espace de jeux extérieurs	– Ombragé. – D'accès facile.	– Jouets d'extérieurs : toboggans, balançoires permettant de satisfaire leurs besoins de courir, sauter.

Espaces	Aménagements	équipements
Espace de jeux intérieurs	– Revêtements souples. – Point d'eau à proximité. – Plusieurs coins de jeux dans le même local et une décoration adaptée.	Matériel de jeux ou d'activité permettant : – la socialisation : jeux de dînette, marchande, – le calme et l'intimité : jeux de « legos », livres.
Les espaces sanitaires	– Des séparations afin de préserver l'intimité des enfants dans les sanitaires collectifs.	– Des lave-mains individuels ou collectifs. – Pas de verrouillage intérieur sur les portes.

FICHE 47

LES MATÉRIELS ET PRODUITS LIÉS AUX SOINS D'HYGIÈNE CORPORELLE ET AU CONFORT

1. LE MATÉRIEL LIÉ AU CONFORT

Matériel	Fonctions	Intérêts
Berceau	Premier « lit » de l'enfant.	Pratique, peut être déplacé.
Lit en toile	Permet le repos.	Facile à transporter (pliable), permet la surveillance, favorise les contacts.
Lit à barreaux	Permet le repos.	Lavable, permet la surveillance, favorise les contacts.
Parc	Délimite un espace de jeu sûr, protège de tout danger extérieur.	Utile de 5 mois à 18 mois.
Trotteur	Permet à l'enfant qui ne marche pas de se déplacer de façon autonome.	Tenue et équilibre assurés.
Chaise haute	Permet de mettre l'enfant à table pour manger et jouer.	Mise à la hauteur de l'adulte.
Porte-bébé	Permet de transporter l'enfant.	Utilisé pour les courts trajets, bon contact avec l'enfant par la parole et le toucher, mains libres des parents.
Poussette de landau	Permet les déplacements.	Utile jusqu'à 6 mois environ, mise à l'abri du bébé.
Couffin	Permet les déplacements.	Utilisable jusqu'à 3 mois environ.
Poussette	Permet les déplacements.	Utilisable à partir de 6 mois, associe confort de l'enfant et faible encombrement.

TOP'PLUS

Remarque

Un soin particulier doit être apporté à la literie.

Le matelas doit être suffisamment dur pour prévenir les déformations de la colonne vertébrale.

L'oreiller est à déconseiller en raison des risques d'asphyxie.

Les draps : si l'enfant est suffisamment couvert, un seul drap est nécessaire sur le matelas ; choisir alors un drap-housse.

2. LES MATÉRIELS LIÉS AUX SOINS D'HYGIÈNE

Matériel	Fonctions	Intérêts
Baignoire d'enfant	Permet le bain.	Utile jusqu'à 15 – 18 mois. Sécurise l'enfant.
Table à langer	Permet les soins d'hygiène et de confort.	Évite à la maman de trop se pencher.
Plan à langer	Permet les soins d'hygiène et de confort.	S'adapte sur une baignoire, une commode, un lit.
Ciseaux à bouts ronds	Coupent les ongles.	Évite les blessures grâce aux lames courtes et recourbées.
Brosse à cheveux	Lisse les cheveux.	Permet le coiffage des cheveux épais ou longs.
Peigne	Démêle les cheveux.	Permet le coiffage des cheveux courts.
Brosse à dents	Permet le brossage des dents.	Élimine les débris alimentaires.

3. LE LINGE

La layette concerne les vêtements pour les petits nourrissons.
Un trousseau (brassières, grenouillères, nid d'ange...) doit être préparé avant la naissance. Les vêtements pour enfants doivent être avant tout pratiques (faciles à enfiler, amples, résistants, d'entretien facile), confortables (légers et doux, permettant la respiration de la peau) et adaptés à la saison.
Les vêtements doivent être choisis en fonction des critères de qualité, de l'âge de l'enfant, des saisons, de ses lieux de vie, du budget familial et du goût des parents.
Les matières naturelles (laine et coton) sont mieux supportés par les enfants car elles ne provoquent pas d'irritation. Les matières synthétiques sont actuellement très utilisées car elles sont moins onéreuses et d'entretien facile.

4. LES PRODUITS D'HYGIÈNE CORPORELLE ET DE CONFORT

4.1. Les produits d'hygiène corporelle

Ce sont des produits nettoyants indispensables à la toilette. Ils permettent l'élimination des impuretés (poussières, sébum, sueur, cellules mortes) sans altérer le film protecteur de l'épiderme.

Produits	Propriétés	Précautions d'utilisation
Savon de Marseille	Enlève les souillures, dégraisse.	Bien rincer.
Pain dermatologique	Enlève les souillures, dégraisse. Convient aux peaux sensibles.	Bien rincer.
Lingette sans alcool	Nettoie la peau.	À n'utiliser que lors d'un voyage. Rinçage inutile.
Lait de toilette	Adoucit la peau.	Bien rincer. Toujours refermer le flacon après usage. À utiliser rapidement.
Shampooing	Lave le cuir chevelu en le débarrassant de ses impuretés.	Choisir un shampooing adapté. Bien rincer. Éviter les projections dans les yeux.
Dentifrice	Nettoie les dents, favorise la prévention des caries.	Utiliser après chaque repas.
Eau de toilette	Parfume. Rafraîchit.	Utiliser après la toilette en friction légère.

4.2. Les produits de soins courants

Produits	Propriétés	Précautions d'utilisation
Sérum physiologique	Lave les fosses nasales et nettoie les paupières.	Utiliser de préférence selon les besoins et en « **unidoses** ».
Crème isolante (pâte à l'eau)	Protège la peau et l'isole.	Prévient et soigne l'érythème fessier.
Poudre de toilette (talc)	Protège l'épiderme et les plis cutanés.	S'utilise sur peau bien sèche, poudrer la zone à protéger et étaler.
Crème solaire	Protège les peaux fragiles en cas d'ensoleillement extrême.	Renouveler l'application toutes les deux heures.

4.3. Les conditions d'utilisation et de stockage des produits de soins courants

Elles sont strictes. Il faut :
- vérifier les indications d'utilisation ;
- vérifier les précautions d'emploi ;
- respecter les voies d'administration ;
- vérifier les dates de péremption ;
- conserver ces produits hors de portée des enfants ;
- les conserver à l'abri de la chaleur et de l'humidité ;
- toujours reboucher les flacons ou tubes après usage.

TOP'DÉFINITION

Unidose : ne s'utilise qu'une seule fois.

FICHE 48 LES MATÉRIELS ET PRODUITS LIÉS AUX ACTIVITÉS DE LOISIRS

Le jeu est une activité indispensable à l'enfant. Il lui permet d'acquérir le contrôle de son corps, la coordination de ses mouvements, de s'exprimer, d'acquérir des connaissances nouvelles, d'établir une relation avec autrui.

1. LE CHOIX DU JOUET

Le jouet doit être :
- adapté aux caractéristiques psychomotrices de l'enfant, à sa taille ;
- non toxique, dépourvu de partie blessante ;
- fabriqué avec un matériau solide, agréable au toucher et lavable.

L'adulte doit proposer jeux et jouets sans intervenir, être présent, stimulant et veiller à la sécurité.
Il convient de proposer à l'enfant des périodes de jeu qui n'excèdent pas 10 minutes.

2. LES JEUX

2.1 Les jeux individuels

– De 0 à 12 mois :
Les jouets doivent stimuler :

• **les sens**
Mobile musical, tapis de sol de couleur vive, hochet, anneau de dentition.

• **la motricité globale**
Balle et cube en mousse, figurine à malaxer, porteur permettant de se redresser.

• **la motricité fine**
Boîte à empiler, à encastrer.

• **l'éveil**
Jouet affectif, poupée, peluche, jouet de bain.

– De 1 an à 2 ans :
Les jeux sont liés aux progrès de la motricité, de l'équilibre et de la relation aux autres.

• **les jeux moteurs**
Jouet à bascule, porteur à tirer ou à pousser, modelage de « pâte à sel », pâte à modeler, toboggan.

• **les activités d'imitation**
Poupée, cuisine, téléphone...

• **les activités d'éveil**
Jeu de rythme, maracas, clochette.
Jeu d'imagination, comptine, marionnettes.

– De 2 ans à 3 ans :
L'enfant a un langage qui lui permet de s'exprimer avec plus de précision, il commence à être adroit dans ses déplacements.

• **les jeux moteurs**
Ballon, tricycle, gymnastique adaptée.

• **les activités artistiques**
Chanson (comptine), danse, ronde, farandole, éveil musical, dessin.

2.2 Les jeux collectifs

– De 3 ans à 6 ans :
Pendant cette période, les jeux collectifs contribuent à développer la socialisation, la concentration et l'imagination.

• **Les jeux moteurs**
Marelle, course, corde à sauter

• **les jeux d'imitation**
Jouer à... la marchande, au pompier, au docteur...

• **Les jeux de règles**
Jeux de société : « petits chevaux », jeu de l'oie.

TOP'PLUS

Le choix d'un jouet ou d'un jeu de société est facilité par l'étiquetage, qui mentionne l'âge prévu pour l'enfant.

3. MATÉRIEL DE JEUX, D'ANIMATION ET DE LOISIRS

Le matériel doit être adapté à l'âge des utilisateurs et à l'activité choisie. Les normes de sécurité propres à chaque élément doivent être respectées.

3.1 La réglementation

Les jouets doivent comporter :
– le marquage CE, l'identification du fabricant, la mention « ne convient pas à un enfant de moins de 36 mois » le cas échéant ;
– le marquage Norme Française : par exemple, la marque « NF petite enfance » atteste que le produit a subi des tests de sécurité et d'adaptation à l'usage.

TOP'PLUS

Les matériaux et produits conformes à la réglementation sont à utiliser par l'enfant en présence de l'adulte.

3.2 Les produits d'animation

- **La peinture**

Les peintures utilisées par les enfants doivent être non toxiques et lavables. Elles se présentent sous forme de pigments en poudre, en pâte fluide ou épaisse, pouvant se diluer à l'eau.

Les plus couramment employées pour les activités des jeunes enfants sont :
– les peintures à doigts (norme CE EN 71), utilisées sur du papier ou du carton ;
– les gouaches, qui adhèrent à la plupart des supports.

Les enfants peuvent peindre avec les mains, les pieds ou avec des outils : pinceaux, couteaux, éponges, bouchons, etc.

- **Les produits de collage**

Les colles doivent être sans solvant, non toxiques, ininflammables, sous forme de :
– colle liquide appliquée au pinceau ;
– colle pâteuse appliquée à la spatule ;
– colle en bâton.
Tous ces produits doivent être utilisés en présence d'un adulte.

- **Les produits de modelage**

Avant 3 ans les enfants peuvent modeler avec de la « pâte à sel » qui ne contient que de la farine, de l'eau, du sel. L'utilisation peut être éphémère.

À partir de 3 ans, sous le contrôle de l'adulte, le modelage s'effectuera avec des pâtes réutilisables. *Exemple : pâte plume, pâte végétale.*

À partir de 5 ans avec :
- des pâtes durcissables à l'air. *Exemple : « plasti-roc ».*
- des pâtes à cuire. *Exemple : argile, pâte à sel naturelle ou colorée.*

4. LES LIVRES, LES SUPPORTS AUDIOVISUELS

4.1 Les livres pour enfants

Les livres doivent être adaptés à l'âge, ils pourront être manipulés en tant qu'objets, utilisés comme supports d'histoires racontées par l'adulte, puis lus par le biais des images.

4.2 Les films, les vidéos, les logiciels pour enfants

L'adulte doit :
- choisir de courtes séquences pour des petits groupes d'enfants ;
- annoncer l'activité ;
- laisser les enfants s'exprimer après l'activité ;
- expliquer le fonctionnement de l'appareil ;
- veiller à son entretien.

FICHE 49 L'ORGANISATION DU TRAVAIL

1. L'ORGANISATION

La planification ou organisation, permet d'organiser de façon rationnelle une activité sans perdre de temps, en s'adaptant aux besoins, aux capacités des personnes, en tenant compte des ressources du service ou de l'établissement et la disponibilité du personnel. L'organisation permet donc de réaliser au mieux des tâches avec le minimum de pénibilité et le maximum de résultat.

1. Analyse d'une tâche

De son analyse dépend la qualité de sa réalisation. Le questionnement suivant est nécessaire :

Questions	À quoi penser ?
1. Quoi ?	– Aux caractéristiques de la tâche : sa nature, ses particularités, ses indications.
2. Pourquoi ?	– À ses intérêts, ses objectifs.
3. Pour qui ?	– Aux personnes qui vont réaliser la tâche (leur nombre, âge, niveau intellectuel, niveau de développement…).
4. Avec quoi ?	– Au matériel nécessaire à la tâche : le regrouper et le préparer en faisant preuve d'organisation méthodique.
5. Avec qui ?	– À la possibilité d'obtenir une aide de l'équipe présente.
6. Quand ?	– À l'heure de la tâche.
7. Pendant combien de temps ?	– À la durée de la tâche.
8. Où ?	– Au lieu où se déroulera la tâche : • le préparer ; • le nettoyer ; • le ranger.
9. Comment ?	– À la mise en œuvre du protocole.

1.2 La démarche à suivre

étape 1 :	Recueillir des informations précises, exactes, suffisantes, utiles pour mieux connaître l'enfant.
étape 2 :	Identifier ses besoins pour apporter des réponses concrètes.
étape 3 :	Organiser et préparer la tâche (préparer soi-même, l'environnement, le matériel, la personne).
étape 4 :	Réaliser la tâche : mettre en œuvre le soin auprès de l'enfant en prenant des précautions, faire les transmissions.
étape 5 :	Évaluer le travail effectué.

L'acquisition de cette démarche permet d'être capable :
– d'assurer une prise en charge adaptée aux objectifs de sécurité, d'efficacité, d'hygiène, de confort, de communication ;
– d'avoir une organisation du travail permettant de faire l'économie d'énergie, de temps, de matériel.

2. LES OUTILS D'ORGANISATION

2.1 Le protocole

C'est un descriptif de techniques à appliquer et /ou des consignes à observer dans certaines situations de soins d'hygiène ou d'entretien, de préparation des repas.

2.2 La fiche technique

C'est une description méthodologique et chronologique des opérations à effectuer pour la réalisation d'une tâche, d'un acte de soin.

2.3 Le planning d'activité

C'est la prévision de la répartition horaire consacrée à chaque activité tenant compte du nombre de tâches à faire et du temps dont on dispose…
Son rôle : il permet de visualiser les tâches à faire, le temps dont on dispose, de vérifier la réalisation pour obtenir un travail de qualité.

FICHE 50

LA COMMERCIALISATION DES PRODUITS ALIMENTAIRES

1. LES FORMES DE COMMERCIALISATION DES ALIMENTS

1.1 Les différentes formes commerciales

Les produits alimentaires sont commercialisés sous différentes formes : frais, réfrigérés, surgelés, pasteurisés, stérilisés, ionisés, appertisés, déshydratés, lyophilisés, sous-vide ou sous atmosphère modifiée.

TOP'PLUS

Les produits végétaux sont classés en 5 gammes :
1re gamme : Les produits frais, présentés bruts, en état.
2e gamme : Les produits en conserves appertisées.
3e gamme : Les produits surgelés.
4e gamme : Les fruits et légumes crus, épluchés, lavés, taillés, puis conditionnés sous vide ou sous atmosphère modifiée.
5e gamme : Les plats cuisinés et les denrées cuites conditionnées sous vide.

1.2 Avantages et limites des formes de commercialisation

Les différents produits alimentaires conservés offrent les avantages et les inconvénients suivants par rapport à des produits frais.

Avantages	Limites
Produits disponibles même hors saison. Facilité de stockage, durée de conservation plus longue. Facilité d'utilisation. Gain de temps. Besoin de moins de matériel pour la préparation.	Parfois plus chers à l'achat. Certains produits ne conviennent pas toujours en fonction des préparations. Quelquefois des pertes nutritionnelles.

1.3 L'étiquetage

• **Les denrées préemballées sont étiquetées**

L'étiquette informative doit obligatoirement être en français et comprend :

– **des mentions obligatoires :** la dénomination de vente, la liste des ingrédients et des substances potentiellement allergisantes (gluten, œuf, lait, etc.), la quantité nette, l'indication d'une DLC (date limite de consommation) ou d'une DLUO (date limite d'utilisation optimale), la température de conservation, le mode d'emploi s'il est nécessaire, les coordonnées du fabricant, du conditionneur, l'identification du lot de fabrication, la marque de salubrité ou l'estampille vétérinaire pour les produits d'origine animale, le titre alcoométrique (s'il y a plus de 1,2 % d'alcool).

– **des mentions optionnelles :** utilisation de certains qualificatifs « allégé », « frais », « enrichis en vitamines », des informations nutritionnelles.

• **Les denrées non préemballées, présentées en vrac**

Elles doivent être près d'un écriteau où apparaît obligatoirement la dénomination de vente et éventuellement l'origine géographique. *Exemple : Abricots Goldrich - Origine : France/Languedoc.*

2. LA QUALITÉ DES PRODUITS ALIMENTAIRES

2.1 Les différents signes de qualité

La réglementation française distingue 4 signes de qualité :
l'appellation d'origine contrôlée (AOC), le label (*exemple : Label Rouge*), le produit de l'agriculture biologique, la certification de conformité des produits.

2.2 Avantages et limites des signes de qualité

Les produits alimentaires de qualité supérieure présentant des garanties d'origine et les conditions de production sont facilement identifiables grâce aux labels. Toutefois, l'acheteur ignore quelquefois ce que garantit le label car l'étiquetage ne précise que certaines caractéristiques.

FICHE 51 L'ALIMENTATION POUR LE JEUNE ENFANT

Les jeunes enfants ont des besoins importants et spécifiques. Tout apport alimentaire non adapté risquerait de perturber leur organisme.

1. LES PRODUITS ALIMENTAIRES UTILISÉS POUR L'ALIMENTATION DIVERSIFIÉE DU JEUNE ENFANT

La réglementation sur l'alimentation infantile définit des règles afin que les produits soient parfaitement adaptés aux besoins nutritionnels des bébés jusqu'à 3 ans.

1.1 Lecture de l'étiquette

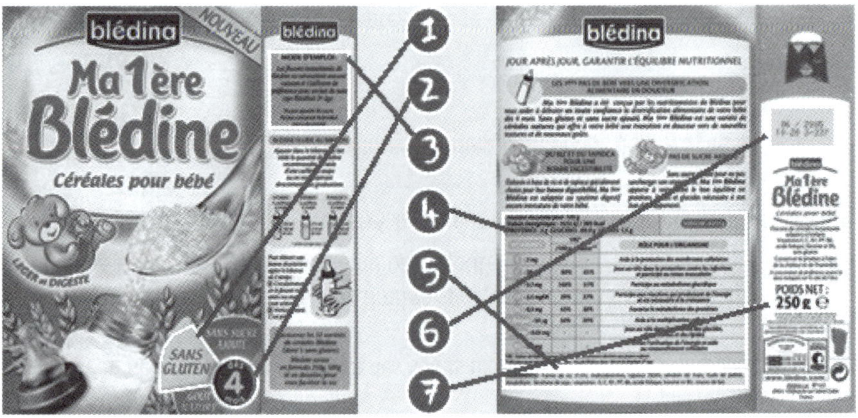

http://www.bledina.com/fr/bledina

1. Absence de gluten : indication présente sur tous les produits de l'alimentation infantile afin d'éviter des intolérances.
2. Indication de l'âge du début de consommation : imposée par la réglementation européenne.
3. Conseils de stockage et d'utilisation après ouverture.
4. Analyse nutritionnelle : indique les apports en constituants alimentaires
5. Liste complète des ingrédients.
6. Date Limite d'Utilisation Optimale (DLUO).
7. Poids net de la préparation.

1.2 La composition

Les produits alimentaires doivent répondre à des normes strictes de fabrication, d'hygiène et de composition.

1.3 Précautions à prendre

Il est nécessaire de suivre les indications concernant l'âge, le mode de préparation, et le mode de stockage.

2. LA QUALITÉ SANITAIRE DES ALIMENTS

2.1 Origine et justification des caractéristiques des produits les rendant aptes à l'alimentation des jeunes enfants

La réglementation infantile définit à la fois un niveau de sécurité optimal ainsi qu'une composition nutritionnelle adaptée.

Au niveau de l'agriculture, il existe des seuils maximum en termes de pesticides et de nitrates.

Au niveau nutritionnel, des seuils limites sont imposés pour certains ingrédients :

- peu de sel : il est important de ne pas rajouter de sel ;
- peu de sucres : l'ajout de sucres et la teneur en glucides sont limités dans les aliments infantiles ;
- protéines, lipides, glucides, vitamines, minéraux : la dose doit être adaptée à l'âge de l'enfant.

2.2 Texture

La texture doit également être adaptée à l'âge de l'enfant :

- homogénéisée (mixée et lisse) à partir de 4-6 mois ;
- moulinée à partir de 6 mois ;
- petits morceaux tendres à partir de 8 mois ;
- gros morceaux fondants à partir de 12 mois.

2.3 Sécurité sanitaire

Ces aliments sont contrôlés régulièrement par des organismes officiels et offrent une sécurité bactériologique.

FICHE 52

LES PRÉPARATIONS CULINAIRES ET LE SERVICE DES REPAS

Pour maintenir la qualité des aliments, il faut suivre certaines règles qui permettent la suppression du développement des micro-organismes dans les préparations.

1. LA CONSERVATION DES ALIMENTS

1.1 La chaîne du froid

C'est le maintien à basse température d'aliments réfrigérés afin de conserver leurs qualités nutritionnelles et organoleptiques et de les garder sains, du lieu de production à la cuisine. Le froid limite la propagation des micro-organismes (bactéries, levures, moisissures). Les denrées alimentaires périssables doivent être maintenues entre 0 °C et + 4 °C pour les produits très périssables (viandes, produits tripiers, volailles, lapins, préparations de viande, produits traiteurs frais, charcuteries cuites ou à cuire, laits pasteurisés, fromages frais...) et à une température inférieure à + 8 °C pour les denrées périssables (beurre et matières grasses, desserts lactés, produits laitiers frais autres que les précédents...).

TOP'PLUS

Si les aliments restent à température ambiante plus de deux heures, les micro-organismes se développent.

1.2 Les risques liés à la rupture de la chaîne du froid

Toute hausse de la température va accélérer la croissance microbienne et donc réduire la durée de vie du produit.

Il y a rupture de la chaîne du froid si la température dépasse + 4 °C pour les produits très périssables ou au-delà de + 8 °C pour les produits périssables. L'élévation de la température peut entraîner la prolifération de certains germes et rendre alors le produit dangereux (*exemples : salmonella, staphyloccus aureus, listeria monocytogène*).

TOP'PLUS

Lire l'arrêté du 29 septembre 1997 : il fixe les conditions d'hygiène applicables dans les établissements de restauration collective : crèches, écoles maternelles...

TOP'PLUS

La listériose est une maladie rare mais grave, en particulier pour les personnes dont les défenses immunitaires sont affaiblies (femmes enceintes, nourrissons, personnes âgées fragiles, patients immunodéprimés).

2. LA MARCHE EN AVANT

2.1 Le principe

De la réception des matières premières jusqu'à la livraison des plats, les denrées alimentaires suivent un circuit qui permet de respecter deux points :
- pas de retour en arrière d'un produit ;
- pas de croisement entre le produit « propre » (déconditionné) et le produit « sale » (l'emballage).

La marche en avant peut être réalisée **dans l'espace**, c'est-à-dire que la progression des denrées se fait sans retour en arrière, les locaux sont séparés.

La marche en avant peut s'effectuer **dans le temps** : c'est une séparation des activités, chaque opération se fait dans le même local mais entre chaque étape les locaux sont nettoyés et désinfectés pour que le circuit du propre et le circuit du sale ne se croisent pas.

2.2 L'intérêt

Les préparations ne risquent pas d'être contaminées et donc cette progression supprime le risque d'intoxication alimentaire.

3. LE SERVICE DES REPAS

3.1 Le service direct

Les aliments sont préparés sur place et servis aussitôt. La cuisine et la salle de distribution sont dans le même espace. Les préparations chaudes sont maintenues à + 63 °C à cœur et les préparations froides sont stockées à + 3 °C.

La distribution est immédiate en liaison chaude.

3.2 Le service différé

Il y a liaison différée lorsque la préparation des repas est séparée dans le temps et dans l'espace de leur distribution et consommation.

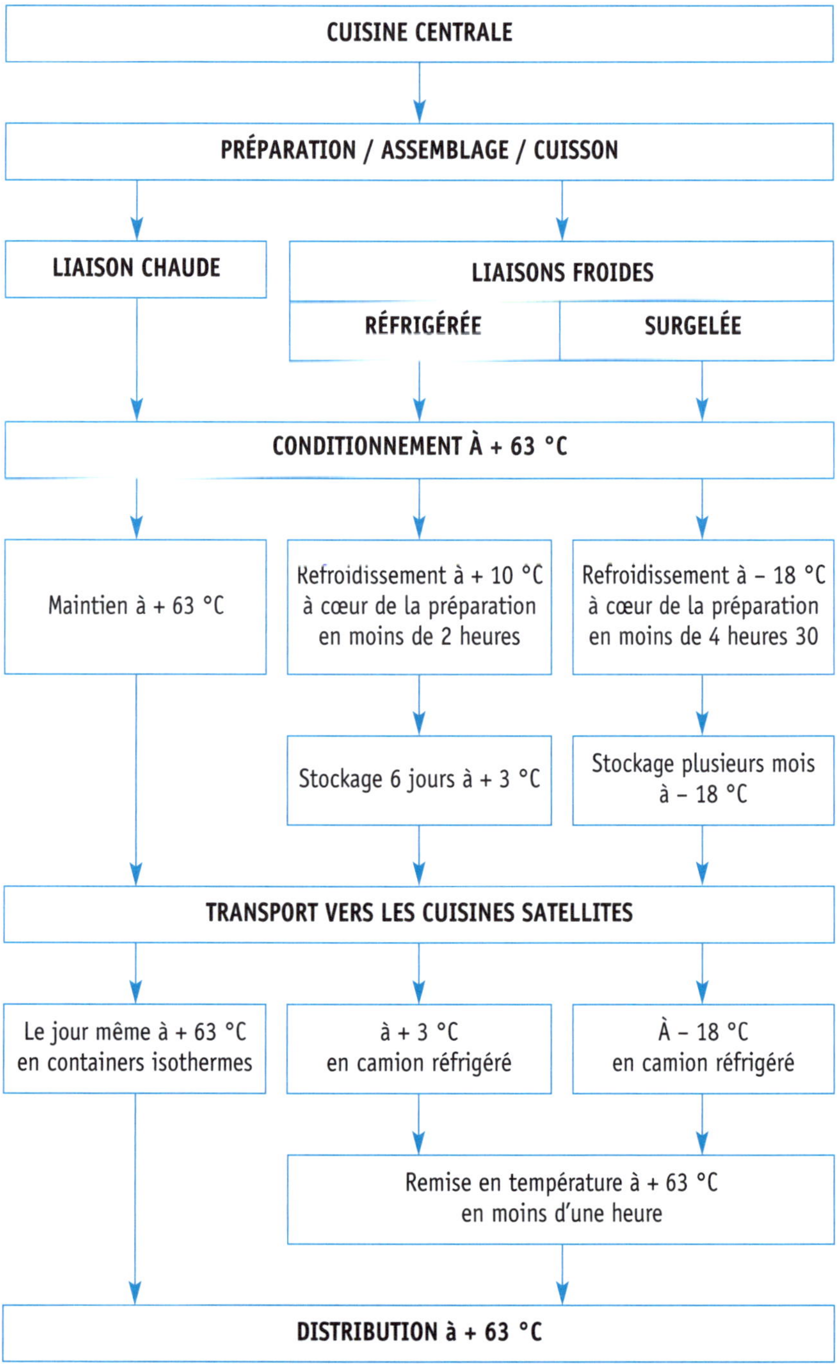
CUISINE CENTRALE
PRÉPARATION / ASSEMBLAGE / CUISSON
LIAISON CHAUDE
LIAISONS FROIDES
RÉFRIGÉRÉE
SURGELÉE
CONDITIONNEMENT À + 63 °C
Maintien à + 63 °C
Refroidissement à + 10 °C à cœur de la préparation en moins de 2 heures
Refroidissement à – 18 °C à cœur de la préparation en moins de 4 heures 30
Stockage 6 jours à + 3 °C
Stockage plusieurs mois à – 18 °C
TRANSPORT VERS LES CUISINES SATELLITES
Le jour même à + 63 °C en containers isothermes
à + 3 °C en camion réfrigéré
À – 18 °C en camion réfrigéré
Remise en température à + 63 °C en moins d'une heure
DISTRIBUTION à + 63 °C

4. LES PARAMÈTRES À CONTRÔLER À LA RÉCEPTION DES DENRÉES OU DES REPAS EN CUISINE SATELLITE/OFFICE

– Des contrôles visuels : propreté du véhicule de livraison, aspect, couleur, odeur des produits, intégrité des emballages et de l'étiquetage (DLC, nom du produit, marque de salubrité...), bon état des boîtes de conserve.

– Des contrôles des températures : du véhicule, des conteneurs de livraison, des produits livrés.

5. LE DEVENIR DES RESTES

5.1 Le devenir des restes en milieu familial

L'utilisation des restes d'un repas est la cause la plus fréquente d'intoxication alimentaire.

Des précautions permettent d'éviter à la fois le gâchis et la maladie :

– les aliments cuisinés doivent être consommés, réfrigérés ou congelés dans les deux heures qui suivent la préparation. Cette durée inclut le temps pendant lequel les aliments patientent hors du réfrigérateur ou du four avant d'être servis, et le temps qu'ils passent sur la table ;

– s'ils sont manipulés correctement, les aliments restés moins de deux heures à température ambiante peuvent être conservés sans danger, à l'exception des aliments pour bébé, qui doivent toujours être jetés à la fin du repas.

5.2 Le devenir des restes en milieu collectif

Les restes de table (produits donnés à consommer qui reviennent en cuisine) doivent être jetés.

Les produits présentés :

– soit à 10 °C maximum, moins de 2 heures, avec la date de fabrication apposée sur le produit ;

– soit en liaison chaude suivi d'un refroidissement rapide avec la date de fabrication apposé sur le produit récupéré, et non servis ;

peuvent être récupérés et servis le lendemain en restauration sociale directe.

Ils doivent être jetés en **restauration satellite**.

TOP'DÉFINITIONS

Cuisine centrale : établissement où sont fabriquées des préparations culinaires élaborées à l'avance à destination de restaurants satellites.

Restaurant satellite : établissement desservi par une cuisine centrale.

FICHE 53

LES PRODUITS D'ENTRETIEN

1. TERMINOLOGIE

- **Nettoyage :** opération d'élimination des salissures par un procédé respectant l'état des surfaces traitées et faisant appel aux facteurs suivants : action mécanique, action chimique, température, temps d'action (Cercle de Sinner).
- **Bionettoyage :** procédé de nettoyage d'une zone à risque destiné à réduire momentanément la **biocontamination** d'une surface (nettoyage + évacuation des produits et des salissures + application d'un désinfectant).
- **Désinfection :** opération, au résultat momentané, permettant d'éliminer ou de tuer les micro-organismes et/ou d'inactiver les virus portés par des milieux inertes contaminés.
- **Stérilisation :** procédé tendant à l'élimination de toute vie microbienne et des virus.
- **Zone à risques :** local géographiquement délimité, dans lequel les sujets ou les produits sont vulnérables à l'impact de la biocontamination. Le degré de risque est évalué de 1 (risque faible) à 4 (haut risque).

TOP'DÉFINITION

Biocontamination : contamination des surfaces verticales, obliques ou horizontales et de l'air par des micro-organismes.

2. LES SALISSURES

– Leur origine peut être minérale, animale ou végétale (solubles, gonflables, suspensibles, émulsifiables, saponifiables ou destructibles).
– Leur nature varie selon leur dimension, leur masse volumique, leur consistance, leur nature chimique (grasse, non grasse, dues aux acides, aux matières protéïques).

3. LA CHIMIE DES PRODUITS

Le **potentiel hydrogène** (pH) permet d'exprimer le degré d'acidité ou de basicité d'un produit sur une échelle de 0 (très acide) à 14 (très basique), en passant par 7 (neutre).

Le **titre hydrotimétrique** (TH) permet de quantifier la dureté de l'eau.

Le **tensio-actif** est une molécule qui possède une partie hydrophile et une partie hydrophobe (ou lipophile). Le radical lipophile fuit l'élément « eau » et se fixe sur les salissures grasses.

4. LES PRODUITS D'ENTRETIEN

Type de produit	Mode d'action	Effets ou pouvoirs	Exemples
Abrasif	Frottement, abrasion	Décollement par grattage	Papier de verre, poudre, crème à récurer, tampons
Détartrant	Destruction du tartre produit par les eaux dures	Acide, corrosif	Liquide, poudre ou sels de détartrage Acide phosphorique
Solvant	Dissolution des souillures Application et pénétration des produits	Mouillant, hydrolysant, diluant	Eau, essences, alcools, white-spirit, perchloréthylène
Détergent (tensio-actif)	Division des salissures Dispersion dans un bain de lavage	Mouillant, d'étalement, émulsifiant, moussant, antiredéposition, rinçabilité, biodégradabilité	Produit vaisselle Détergent sol, lessives, savons
Décolorant	Élimination des taches colorées, blanchiment	Décoloration par dégradation	Eau de Javel, eau oxygénée
Protection	Protection des revêtements	Pose d'un film résistant sur les revêtements Aspect esthétique	Bouche-pores, cires, émulsions, encaustiques

5. LES PRODUITS DE DÉSINFECTION, DÉCONTAMINATION ET STÉRILISATION

5.1 Les décontaminants

Ils permettent la réduction des germes et empêchent leur prolifération (action bastériostatique). Ils sont utilisés pour décontaminer le matériel chirurgical avant le nettoyage et le passage en autoclave.

5.2 Les principaux désinfectants

Famille de produits	**Spectre d'activité**	**Utilisation principale**	**Mode d'action**
Dérivés chlorés (*ex. : eau de Javel*)	Virucide, sporicide	Désinfection des surfaces inertes (locaux, matériel)	Oxydation, agissent sur MC* et CC*
Aldéhydes (*ex. : Surfalyse*)	Bactéricide, fongicide, virucide, sporicide	Désinfection des surfaces inertes	Agissent sur MC*
Ammoniums quaternaires (*ex. : Korsalin 50, Bactilysine*)	Bactéricide, fongicide	Nettoyage des surfaces inertes	Agissent sur MC* + CC*

*MC : membrane cellulaire des bactéries

*CC : constituants cytoplasmiques des bactéries

6. LA FICHE DE DONNÉES DE SÉCURITÉ

C'est un document essentiel qui apporte des informations sur la sécurité, la protection de la santé et de l'environnement, la prévention. La fiche permet d'identifier les dangers en mettant en évidence les éléments importants et elle informe sur l'utilisation des produits.

Cette fiche doit être obligatoirement transmise à l'employeur par le fournisseur du produit. Elle est aussi transmise au médecin du service de santé au travail et mise à la disposition du personnel, des pompiers et du centre antipoison.

7. L'ÉTIQUETAGE

L'étiquette doit comporter :

- le nom du produit et du fabricant ;
- le numéro du lot et la date de péremption ;
- l'activité du produit (bactéricide, fongicide...), les normes (bactéricide : NFT 72 150-151-170...) ;
- l'utilisation : sols, murs, mobiliers... ;
- le mode d'emploi (dilution, dosage) ;
- les symboles : corrosif, irritant, nocif, toxique, inflammable (noir sur fond orange),
- les phrases de risque : R 45 (peut causer le cancer), R 49 (peut causer le cancer par inhalation), R 40 (possibilité d'effets irréversibles).

8. LES PRÉCAUTIONS À PRENDRE

- Respecter le dosage et le temps d'action (5 minutes pour un désinfectant).
- Porter des gants (évite les allergies).
- Éviter les aérosols et les poudres à récurer (risque d'ingestion).

9. LES INCOMPATIBILITÉS ENTRE LES PRODUITS

Réactions indésirables	Réactions dangereuses
Neutralisation : détergent acide + détergent basique = composé neutre	Détergent acide + eau de javel = émanation de vapeurs de chlore
Formation de mousse	Acide + essence = flamme spontanée
Élévation de la température	Solvant (perchloréthylène) + soude = danger d'explosion
Précipités (rendant le produit inefficace)	Alcool + acide = explosion
Émanation de gaz (chlorure gazeux)	

Ne jamais mélanger des produits d'entretien.

FICHE 54 LES MATÉRIELS D'ENTRETIEN

1. LES MATÉRIELS D'ENTRETIEN DES LOCAUX

1.1 La préparation du travail

Afin de réaliser un travail efficace et hygiénique, il est indispensable de s'organiser :

- regrouper son matériel et ses produits. En collectivité, utiliser le chariot de ménage multifonction ;
- adopter les techniques appropriées ;
- après le travail, réaliser l'entretien et le rangement du matériel utilisé ;
- réaliser un contrôle de qualité visuel (ne rien oublier dans la pièce, fermer les fenêtres, les lumières, vérifier son travail).

1.2 Le petit matériel

Nom	Fonction	Remarques
Gaze : coton, non tissé pré-imprégné Chamoisine	Agglutine les poussières.	– À usage unique ou réutilisable. – Enlève 75 % des bactéries présentes. – La chamoisine s'utilise avec un agglutinant (meubles cirés, vernis).
Lavettes ou peaux d'essuyage, coton ou microfibre	Agglutine les salissures.	– Utiliser des couleurs différentes en fonction des locaux (rouge : WC – bleu : lavabo – jaune : mobilier – blanc : alimentation). – Désinfecter les lavettes en coton, les microfibres ne supportent pas l'eau de Javel, les faire bouillir.
Grattoir	Élimine les salissures adhérentes.	– Prendre des précautions sur certains matériaux.
Matériel à vitre (raclette, mouilleur, allonge télescopique)	Chasse l'eau et les salissures à la manière d'un essuie-glace.	– Pour les vitres : technique à la française ou à l'américaine. – Utiliser la raclette pour les tables, portes, bureaux…
Raclette à sol	Évacue les déchets et les solutions détergentes.	– Permet d'assécher des sols lavés et d'empêcher la redéposition des salissures.

Nom	Fonction	Remarques
Trapèze équipé de gaze (coton ou non tissé à usage unique) Balai à franges de coton (seules ou avec une gaze)	Agglutine les poussières.	– Le balayage à sec est interdit en collectivité – Détourer la pièce et terminer le centre avec la technique « à la godille » en reculant ou « au poussé » en avançant. – Lorsqu'il est bien réalisé, il permet d'éliminer 80 % des bactéries déposées au sol. – Changer de gaze après 15 à 25 m^2 selon le degré de salissure. – Laver et désinfecter les franges.
Chariot de lavage + presse + balai de lavage à plat ou Faubert	Lavage quotidien des sols. Élimine les souillures et les solutions de lavage.	– Socle avec roulettes, 2 seaux dont 1 rouge qui permet de récupérer l'eau souillée. – Ergonomique, évite de mettre les mains dans l'eau (réduit les allergies), rapide. – Le balai Faubert s'utilise de moins en moins car il est lourd et moins absorbant. – Changer régulièrement le bandeau du balai de lavage à plat. – Laver et désinfecter les franges et bandeaux.

1.3 Le matériel mécanisé

Nom	Fonction	Remarques
Aspirateur à poussières	Élimine les salissures non adhérentes sur les sols et parois grâce à un courant d'air créé par la turbine et le moteur.	– Accessoires : tuyau rigide, souple, suceurs, sacs à poussières. – Entretenir le filtre à poussières régulièrement et changer les sacs à poussières.
Aspiro-brosseur	Élimine les particules lourdes dans les revêtements textiles.	– Le suceur est remplacé par une brosse hélicoïdale.
Aspirateur à eau Aspirateur mixte	Élimine les déchets, poussières et les liquides sur les sols en les aspirant dans une cuve.	– Accessoires : tuyau souple et rigide, suceur (lames de caoutchouc), flotteur. – Le flotteur (sensible à l'eau et la mousse) bouche l'aspiration, évite l'entrée de l'eau dans la turbine et prévient l'opérateur du remplissage de la cuve. – Selon l'équipement, il aspire les poussières ou les liquides.
Monobrosse	Élimine les salissures adhérentes, protège, lave, décape les revêtements de sol (protégés ou non) grâce à l'action mécanique des disques et physico-chimique des produits.	– Utilisation des disques : • rouge : méthode spray, • vert (ou brosse nylon dure) : lavage, • noir : récurage, • bleu ou marron : décapage à sec. – Laver et brosser les disques après usage à l'eau claire. – Utiliser la monobrosse et l'aspirateur à eau simultanément lors d'un récurage.

2. ENTRETIEN ET RANGEMENT DU MATÉRIEL ET DES PRODUITS

Après chaque usage, le matériel utilisé doit être nettoyé, désinfecté avant d'être rangé.

Les règles de sécurité à mettre en œuvre

– Le local de rangement doit être ventilé s'il contient les produits et les matériels et être muni d'une serrure (pour les solvants prévoir une armoire fermée à clé avec extincteur).

– Garder à disposition tous les modes d'emploi et les fiches de données de sécurité pour les produits.

– Le local doit disposer d'une grille d'évacuation, d'un point d'eau, de prises de courant (à 25 cm du plancher au moins).

– Prévoir des étagères pour le petit matériel (gazes, accessoires...).

– Prévoir des crochets pour les trapèzes, disques...

– Disposer sur les étagères inférieures les accessoires les plus lourds.

– Afficher sur la porte du local la liste des produits et matériels, le numéro du centre antipoison le plus proche, le numéro de téléphone du responsable à joindre en cas d'incident ou d'accident.

– Lors de l'utilisation d'un matériel nouveau, lire le mode d'emploi.

– Pour tout matériel électrique, il est indispensable de vérifier l'état du câble électrique, de la fiche avant et après utilisation.

– Signaler tout travail en milieu humide (affiche, panneau).

Imprimé en France par I.M.E. - 25110 Baume-les-Dames
Dépôt légal : 75388/07/2006 - Collection 60 - Édition 02
18/0272/7